FUJITA

HEALTH

日本トップクラスの治療力
藤田医科大学病院

藤田医科大学病院 編著

UNIVERSITY

バリューメディカル

HOSPITAL

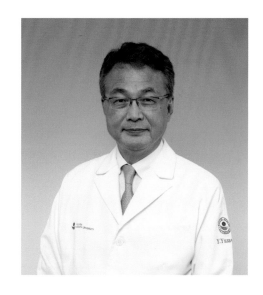

患者さんに寄り添い、質の高い先進的な医療を提供

藤田医科大学病院
病院長 湯澤 由紀夫

　藤田医科大学病院は、医学博士の故・藤田啓介総長が創設した学校法人藤田学園を母体として 1973 年に当地に開院しました。現在では 40 の診療科と、国内最多となる 1435 床のベッド数を備えた国内有数の医療施設として、高度医療から緩和ケアを含めた終末期医療まで、幅広い取り組みを行っています。

　本書は、そんな当院の最新治療や研究、最新鋭の設備などを現場で診療にあたる医療者たちが分かりやすく解説した一冊です。私たちの取り組みを知っていただき、病気と向き合う一助としてご活用いただければ幸いです。

　医学は日進月歩で進化しています。とくにがん手術においては、手術支援ロボット「ダビンチ」の登場でより精密で低侵襲な手術が可能となり、治癒率や生存率も飛躍的に上がりました。当院はこの手術支援ロボットによる腹腔鏡手術を日本で初めて導入。先駆者として、国内トップクラスの実績を誇ります。現在、胃がん、肺がん、子宮がん、咽頭がんなど 12 件が保険適用になっており、そのすべての手術が可能なのは全国で唯一当院のみです。

　近年ではリハビリテーション用ロボットの開発や移植医療、再生医療にも力を入れています。

　特定機能病院として高度医療を推進する一方で、地域医療の砦となる基幹病院としての使命も担っています。救命救急センターでは、血管救急、脳神経救急、外傷、熱傷、中毒に対応できる専門医が 24 時間常駐し、重篤者から軽症者まですべての患者さんを治療する体制を整えています。大地震など有事の際には、基幹災害拠点病院として医療救護活動の要となる機能も有しています。

　2018 年には国際的な医療施設評価認証機関である JCI（Joint Commission International）の「アカデミック・メディカルセンター病院」プログラムの認証を取得し、2021 年の認証更新に向けての準備も進んでいます。これらの医療安全に係る取り組みは、" 我ら、弱き人々への無限の同情心もて、片時も自己に驕ることなく医を行わん " という開院以来の病院理念を実現すること、そのものであり、患者さん本位の世界水準の医療・福祉の提供を行うために邁進しています。

　今後も患者さんの満足度が最も高く、同時に大学病院として世界水準の質の高い先進的な医療を安全に提供し続けるとともに、地域社会、そして医学の進歩へ寄与することを目指していきます。

　2020 年 7 月

日本トップクラスの治療力　藤田医科大学病院　もくじ

3

パート **2**　より上質な医療を実践する ── 診療科紹介

＊本書掲載の情報は2020年7月現在のものです。

パート**1**

国際的な医療水準
――藤田医科大学病院の特色

新型コロナウイルス ——藤田医科大学の対応

感染症科
土井 洋平（どい ようへい） 教授

愛知県における 新型コロナウイルスの経緯と現状

新型コロナウイルスは 2019 年 12 月に中国で初めて報告され、1 月中旬には日本国内で初の新規感染者が見つかりました。その後、2 月上旬に香港から横浜に帰港したクルーズ船ダイアモンドプリンセス号で乗員乗客 712 人の集団感染が発生し、当院はこの感染者の受け入れに深くかかわることとなりました。

一方で名古屋市を中心とした愛知県では、全国に先駆ける形で 2 月からデイケア施設やスポーツジムなどでクラスターと呼ばれる集団感染事例が複数発生し、4 月のピーク時には感染経路が不明な事例も含め、1 日 20 人以上の新規感染者が判明した時期がありました。これを受けて 4 月 10 日には愛知県が独自に緊急事態を宣言し、その約 2 週間後には新規感染者が大幅に減少し、現在に至っています。この間、感染者の入院がやや逼迫（ひっぱく）した時期もありましたが、現在のところ関東の一部で見られたような厳しい状況にはなっていません。

クルーズ船乗員乗客受け入れ事業

藤田医科大学では政府からの要請により、ダイア

モンドプリンセス号の船内で新型コロナウイルス（SARS-CoV-2）に感染した無症状病原体保有者の乗員・乗客およびその同伴者計 128 人を 2 月 19 日から 3 月 9 日まで、開院前だった岡崎医療センターで受け入れました（写真 1、2）。

この事業は岡崎医療センターの守瀬院長をリーダーに救急総合内科、呼吸器内科、感染症科、そして看護部を始めとする多くの病院スタッフが力を合わせ実現したものです。新型コロナウイルス自体が新しく見つかったウイルスなので、まだ分からないことが多くあります。そのような中で、感染予防の基本を守りつつ最新の情報を取り入れ、これをスタッフ全員で励行することで、二次感染などを起こすことなく事業を完了することができました。また、滞在された方の多くが外国人でしたが、自動翻訳機などのツールを使いながらコミュニケーションを取

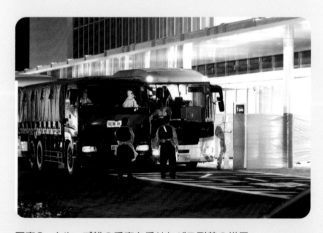

写真 2：クルーズ船の乗客を乗せたバス到着の様子

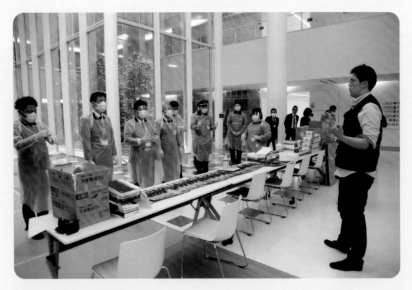

写真1：藤田医科大学岡崎医療センターで受入れの準備をするスタッフたち

り、食事なども極力要望に応えるよう努めました。おかげさまで快適に過ごすことができたとの声を多くいただきました。

岡崎医療センターはその後消毒・清掃作業を経て、4月7日に正式に開院しました。この受け入れ事業で得られた経験は、藤田医科大学病院群の新型コロナウイルス対策に生かされています。

藤田医科大学病院での新型コロナウイルス対策

藤田医科大学病院では、安心して入院、通院していただき、病院の強みである先端医療を引き続き受けていただけるよう多くの対策を取っています。

基本となる考え方は、新型コロナウイルスを極力院内に入れないこと、そして万が一入ってしまった場合でも早期に検知し院内で広がらないようにすることの2つです。前者としては、すべての来院患者さんに検温（写真3）と問診を実施し、懸念がある場合には一般エリアではなく、発熱トリアージエリアで診察を受けていただくことで院内の動線を分けています。また医師を含む職員全員にも毎朝体温と体調を報告することが義務付けられています。さらに、肺炎で入院された患者さんについては一旦個室に入っていただき、感染症科による診察、必要があればPCR検査などを行ってから一般病室に移って

いただくようにしています。

後者としては、入院患者さんの体調を看護部で統一的に把握し、複数の方が同じ病棟で体調を崩されたような場合には、すぐに必要な検査や対応が取れるシステムを作りました。また職員にマスク着用と手指衛生を徹底することで、気づかないうちに感染が起きることを予防しています。

一方、新型コロナウイルスに感染された患者さんの入院治療を受け入れることも大学病院としての使命と考えて取り組んでいます。当院ではクルーズ船受け入れ事業の経験を生かし、新型コロナウイルス感染症については専用病棟に専門チームを配置することで、一般の診療とは完全に分離してケアが行える体制を確立しています。感染者を積極的に受け入れることで病院としての対応能力を磨き、もし感染の第二波、第三波が訪れた場合にも十分に受け入れ要請に応えることができるよう備えています。

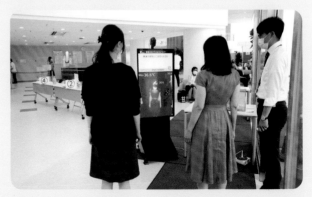

写真3：藤田医科大学病院 入口での検温の様子

国際的病院機能評価（JCI）による安全と品質管理

病院機能管理・JCI対策室

鈴木 敦詞 室長

■ 病院の品質はどのように評価されるでしょうか？

　患者さんが受診する病院が、安全で安心な所であるかどうかは、どのように確認されているのでしょうか？　医師をはじめとした一人ひとりの医療スタッフの技術が高いことは、もちろん大切ですが、病院の建物、設備、薬の管理などがしっかり行われていることも重要です。

　病院の管理体制は、患者さんの命にかかわることなので、すべての病院で定期的に行政からの外部監査が行われます。これは病院が安全に運営されているかどうかの定期的なチェックですが、さらに病院が目的にあった役割を果たしているかどうかも重要です。ただし、病院の機能は施設の大きさや設立の目的により違ってきます。そのため、公益財団法人日本医療機能評価機構により、病院機能の評価が病院の役割（急性期病院・回復期病院など）ごとに行われています。審査に通ることで、病院の役割に品質を保っていることが証明されます。これは、病院の義務ではありませんが、多くの病院が定期的に病院機能評価を受けています。藤田医科大学病院も、「比較的広い地域において急性期医療を中心に地域医療を支える基幹的病院」として認証を受けています（写真1）。また、当院臨床検査室は、日本適合性認定協会によるISO15189の認証を取得し、検査測定値の高い精度を保証されています。

■ 国際的病院機能評価JCIとは

　最近、海外からの旅行者が増え、また日本で働く外国人も増えています。外国では、日本とは言葉も違えば習慣も違い、また病院のレベルも国によってさまざまです。日本を訪れた外国人にとっては、どの病院にかかれば良いのか、どこが安心して受診できる病院なのかはとても分かりにくいことです。

　当院では、これまで外国人患者受入れ医療機関認証制度（JMIP）の認証を受け、ジャパンインターナショナルホスピタルズ（JIH）として推奨されてきました。また、厚生労働省からは、2014年に中部地区唯一の「外国人受け入れのための拠点病院」としても認定されています。さらに、国際的な医療の安全管理基準をクリアしていることを証明するために、米国に本部を置くJoint Commission International (JCI) の認証を取得することを目指しました。

　JCIの審査は非常に厳しく、5日間にわたり外国人の審査官により徹底的な現地調査と個々のスタッフへのインタビューが行われます（写真2）。さらにこの審査では、日本における「あうんの呼吸」は

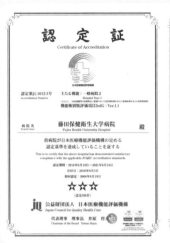
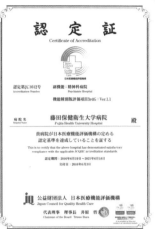

写真1：日本医療機能評価機構認定証

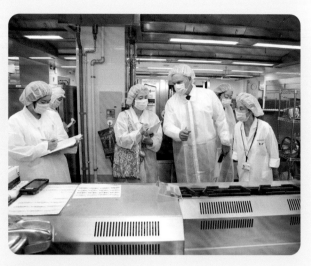

写真2：JCIサーベイの様子

許されず、病院に出入りされる業者の方までも審査対象となります。設備管理も日本の法律に加えて、国際基準をクリアしなければならないため、準備にも大変な時間がかかります。その一方、すべての病院の作業を一から見直すことになり、当院もJCIへの準備を通じてさらに品質を向上させることができました。その結果、2018年に最難関である「アカデミック・メディカルセンター病院」プログラムにおいて、大学病院の本院としては国内2施設目、JCI認定病院の全体では国内26施設目として認定されました（写真3）。単一の医療施設としては、国内最大規模の施設として認定され、これにより安全で質の高い国際基準のケアを提供している医療・教育・研究機関であることが立証されました。

さらなる品質と安全の向上を目指して

外部監査による認証を受けることは、病院内外の方に、病院の品質を分かりやすくするために非常に重要なことです。しかしながら、基準はあくまで外部の組織が決めた基準です。藤田医科大学病院が目指すビジョンを反映し、大学・大学病院がこれまで大切にしてきた理念を反映した「藤田オリジナルの品質改善・安全管理」を当院では作り上げる努力を続けています。JCIによる品質改善の仕組みを上手に利用して、藤田医科大学病院が掲げる医療の理想を実現するために、これからも職員一丸となって当院の改革を行っていきます（写真4）。

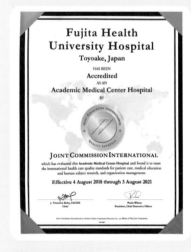

写真3：JCI認定証

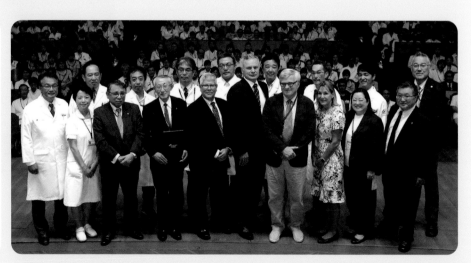

写真4：JCI受審を終了してサーベイヤーとともに

藤田医科大学病院のロボット支援手術
——サージカルトレーニングセンター

泌尿器科
白木 良一 教授
しろき りょういち

総合消化器外科
宇山 一朗 教授
うやま いちろう

総合消化器外科
須田 康一 教授
すだ こういち

■ 質の高い低侵襲治療 ——ロボット支援手術

　手術支援ロボット「ダビンチ」は、現在世界で最も普及しているロボット手術器械です。藤田医科大学病院では以前より、患者さんが術後早期に社会復帰できる医療を目指し、傷をできる限り小さくする低侵襲手術に積極的に取り組んできました（図）。
ていしんしゅうしゅじゅつ
腹腔鏡手術もその1つですが、腹腔鏡手術には「操作が難しい」という弱点がありました。腹腔鏡手術の進化形であるダビンチによるロボット支援手術は「スケーリング機能（術者の手と鉗子の動きの縮小
ふくくうきょうしゅじゅつ
かんし

倍率を調整する機能）」「手ブレ防止機能」「3次元視野」などによって、この弱点を克服し精度の高い手術を低侵襲な状況下でも可能にしました。

　ダビンチを利用する手術では、執刀医は「サージョンコンソール」という、患者さんの体からは離れたコックピットで画面を見ながら操作を行い、数本のアームを持つ「ペイシェントカート」がその指示に従って実際の執刀をします（写真1、2）。

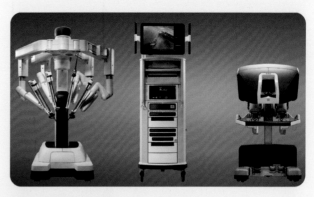

写真1：ダビンチ Xi サージカルシステム
コンソール（右）とペイシェントカート（左）
©2020 Intuitive Surgical, Inc.

■ 外科系すべての診療科で ロボット支援手術を実施

　藤田医科大学のロボット支援手術に対する取り組みは、2008年ダビンチ・サージカルシステムの導入と総合消化器外科（宇山教授）による胃がん手術に始まります。その後、2012年には前立腺がん手

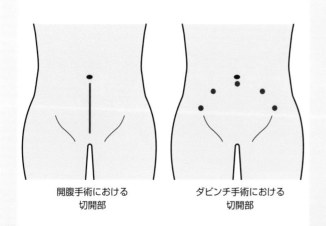

開腹手術における
切開部

ダビンチ手術における
切開部

図：傷口が小さく体にやさしい手術（開腹とロボット支援手術の相違）

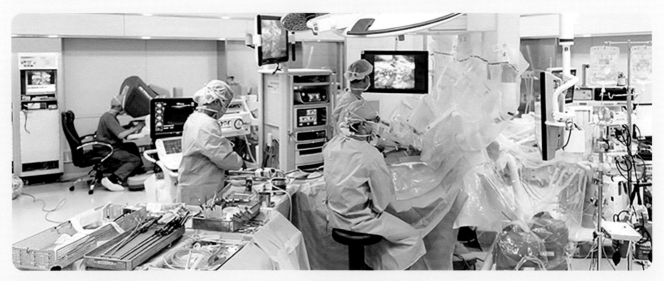

写真2：ロボット支援手術の手術室　ペイシェントカートは中央、手術者コンソールは画面左奥

術に対するロボット支援手術が初めて保険適用を認められ、症例数が増加しました。

2015年には最新機種であるダビンチXiを国内で初めて導入し、ロボット支援手術の先駆けとして国内トップクラスの手術数を堅持しています。2018年には新たに12術式に保険適用が追加され、ロボット支援手術の幅は大きく広がりました。これらの保険認可の申請にも、先進医療の施行も含め当院はその主導的役割を果たしました。また、トレーニングセンターなどの教育施設を含め、ロボット支援手術を主体とした低侵襲治療をグローバルに展開していく方向で継続的に取り組んでいます。

現在、当院ではダビンチXiが3台常時稼働（国内最多）し、外科系すべての診療科でロボット支援手術を実施し、さまざまな手術に対応できる環境にあります。

2009年の臨床導入以来、2019年末までに行われたロボット支援手術の総数は2795例（泌尿器科1566例、総合消化器外科967例、婦人科142例、呼吸器外科112例、耳鼻科4例、心臓外科4例）であり、2019年には総計で600例／年を施行し、いずれも国内トップクラスの実績です。

さまざまな術式に対応し、今後も拡大へ

2020年には保健適用が再度拡大され、新規に7つの術式も健康保険での治療が可能となっています。当院ではこれら術式にもすでに対応しているものが多く、スムーズに導入できる環境にあります。

現在までに施行されているロボット支援手術の多くは、がん（悪性腫瘍）に対する手術です。ロボット支援手術ではがんの治療成績を損なわず、取り去る臓器の機能をなるべく温存します。そして、術後も早く社会復帰し術前と変わらない生活に1日も早く戻れるよう、質の高い手術が施行できます。これらの背景からも、将来的にはロボットがなければ、いかなる手術治療も立ち往かなくなることは必定であると考えられます。

従来、多くのダビンチ手術が悪性腫瘍に対して施行されていましたが、今後は小児や機能改善を目的とした低侵襲手術への応用が期待されています。これらの手術の多くは症例数も少なく、まとまったデータを基に手術のメリットを主張し難いため、国から健康保険の適用を取得するのが難しい状況にあります。そのような観点からも、大学病院であればこそ保険未収載の新規手術にも先進的に挑戦し、今後もこの領域のオピニオンリーダー足るべく、新たな術式の拡大へも挑戦したいと考えています。

藤田医科大学の先端外科治療への取り組み

藤田医科大学は、腹腔鏡下手術やロボット支援下内視鏡手術など体に負担の少ない反面、高い技術が必要な手術方法を時代に先駆けて取り入れてきました。新たな先端外科治療を行うには、安全性を高い水準まで上げることが重要であり、藤田医科大学病院は広く先端外科治療の安全な普及や開発に力を注いできました。

藤田医科大学サージカルトレーニングセンターでは新しく開発された手術方法・手術機器を診療の現場に取り入れる前に外科医を訓練したり、次世代を担う若手や全国の他の施設の外科医に伝え（教育）たり、他施設や企業と協力して開発（研究）したりするための場として、国内外の外科医がトレーニングに訪れています。サージカルトレーニングセンターは、ダビンチ低侵襲手術トレーニング施設、カダバーサージカルトレーニング施設、メディカロイドトレーニング施設の3つの施設で構成されます。

ダビンチ低侵襲手術トレーニング施設

2012年4月に開設した国内初のIntuitive Surgical社公認ロボット支援下内視鏡手術専用アニマルトレーニング施設です。現在でも国内では、同公認施設は当施設を含めて2施設しかありません。本学動物実験委員会承認のもと、獣医師が常駐し、十分に動物愛護の観点に配慮のうえ、da Vinci Surgical Systemの操縦資格（Certificate）取得のためのベーシックトレーニングを中心に行っています。当施設でCertificateを取得した1000人を越えるロボット外科医が全国で活躍しています。

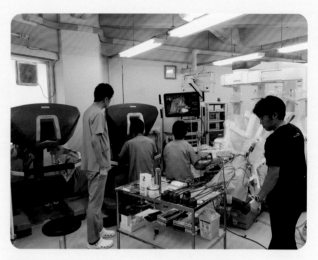

写真3：ダビンチ低侵襲手術トレーニング施設

カダバーサージカルトレーニング施設

2019年2月に開設したロボット支援下内視鏡手術手技研修も行える、国内で唯一のご献体を用いた手術手技研修（Cadaver Surgical Training、CST）施設です。近年、手術手技は技術革新と融合し、高度先端化が急速に進んでいます。一方、腹腔鏡下手術による医療事故が社会問題となり、先端外科治療の安全な導入と普及が強く求められています。しかし、先進的で高度な技術を要する手術手技は診療の現場で経験する機会が少なく、複雑な部位のトレーニングは模型やアニマルを用いて行うことでは難しい場合もあります。

当施設では、「臨床医学の教育及び研究における死体解剖のガイドライン」（日本外科学会、日本解剖学会）を遵守し、ご献体を用いて基本的な医療技術から難しい手術手技を含む医師の訓練や教育、新しい手術手技・医療機器の研究開発を行っています。

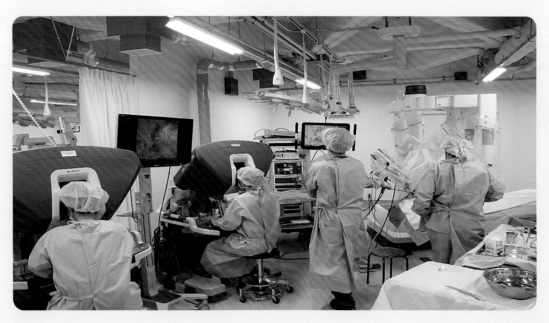

写真4：カダバーサージカルトレーニング施設

メディカロイドトレーニング施設

2020年4月に本学とメディカロイド社が共同で開設した最新施設です。メディカロイド社で開発中の国産初の実用型内視鏡下手術用ロボット（RAS）の基本操作訓練や、本体、付属機器、周辺機器、訓練用プログラム等の開発研究を行っています。メディカロイド社は、産業用ロボットのリーディングカンパニーである川崎重工業（株）と、検査・診断

の技術を保有し、医療分野に幅広いネットワークを持つシスメックス（株）の共同出資により2013年に設立され、2015年よりRASの本格開発を開始しました。本学で培ってきたロボット支援下内視鏡手術の技術・経験とメディカロイド社の高度な技術力・医療分野の幅広いネットワークを融合することで、既存の内視鏡下手術用ロボットを凌駕する性能を目指してRASの開発に鋭意取り組んでいます。

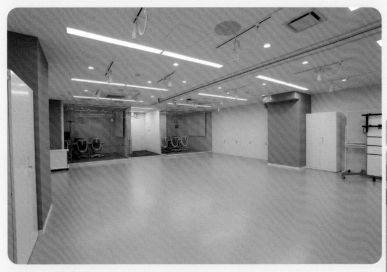

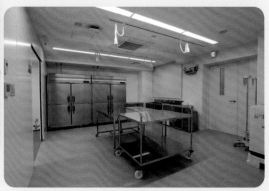

写真5：メディカロイドトレーニング施設

重症から軽症まで24時間365日体制の断らない救急医療

救命救急センター
岩田 充永（いわた みつなが） 教授、救命救急センター長

蘇生や緊急手術に即対応できる専門施設

　総合救命救急センターは、生命の危機にある患者さんへの救命を目的に1979年、三次救急病院※の指定に合わせて開設しました。初期診察を担当する救急外来（ER）のほか、専用の検査室や集中治療室を備え、蘇生や緊急手術にも即対応できる専門施設となっています。さらに血管救急、脳神経救急、外傷、熱傷、中毒に対応できる専門医が24時間常駐しており、広域災害も視野に入れた全国でもトップレベルの体制を敷いています。

　厚生労働省が全国289か所の救命救急センターを対象に行った充実度評価（2019年3月発表）では、4段階のうち最も高い［S評価］をいただきました。

※三次救急病院　救急指定病院は軽症を診る一次から重篤者の救命を担う三次救急に区分化されており、当センターは1979年に愛知県で2例目の三次救急病院に指定されています。

地域の安心を支える「断らない救急医療」

　重篤者のみを対象とする大学病院が多い中、当センターは救急搬送から徒歩での来院まで、重症軽症問わず24時間365日体制で受け入れる「断らない救急医療」を実践してきました。2018年度の救急車搬送件数は、全国の大学病院でも上位の約9600台で、受け入れ率はほぼ100％です。東海地方の他院からの紹介搬送も多く、地域医療の最後の砦として厚い信頼を得ています。

　消防機関や地域からの要請でドクターカーを出動させることもあります。ドクターカーとは、救急搬送では救命が間に合わないと判断したときに救急医

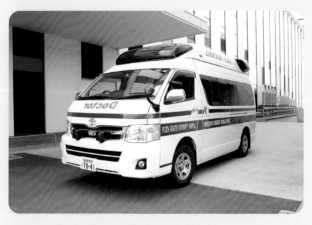

写真1：医師・看護師が同乗するドクターカー

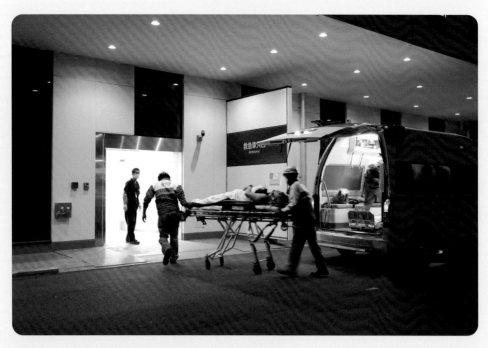

写真2：24時間365日体制で受け入れる救急外来（ER）

と看護師が現場へ急行し、治療を行うものです。

　また、基幹災害拠点病院である当院は、大規模災害時には救急医を中心としたDMAT（災害医療支援チーム）を派遣する体制も整備しています。

救急医と専門医の連携で 多くの救命が可能に

　受け入れた患者さんを最初に診察するのが救急外来（ER）です。センターには交通事故による外傷から熱傷、高熱、骨折、心肺停止などさまざまな患者さんがやってきます。そのため救急外来では、救急総合内科の救急医がすべての患者さんを診察し、緊急度や優先すべき治療を判断、適切な専門医へと引き継ぐER型救急というスタイルを採用しています。特に高齢社会になり、救急の現場は外傷よりも心筋梗塞や脳卒中など内科的疾患が多くを占めるようになってきました。
しんきんこうそく

　ER型救急医が多角的視点から初期診断を行い、脳や心臓、整形など各専門医が高度医療を行うことで多くの救命が可能になると考えています。

チーム医療で 1日も早い回復をめざす

　当センターには、救急外来（ER）のほか、手術後の全身管理を行う「救命ICU（集中治療室）」、脳血管疾患の集中治療を担う「NCU（神経系疾患治療室）」、心臓病を主とした循環器系疾患の集中治療にあたる「CCU（冠状動脈疾患治療室）」、複数の診療科にわたる疾患を担当する「GICU（全身的疾患集中治療室）」、広範囲の熱傷や急性中毒を専門とした「災害外傷センター」を設置しています。それぞれ専門医や看護師、診療放射線技師、臨床検査技師、薬剤師など他職種がチームを組み、24時間万全の体制で集中治療にあたっています。

　当センターの絶対的な目標は、命を救うことであり、回復です。「どんな場面からも決して逃げないこと。患者さんの最善を考えること」。その言葉を胸に、チーム一丸となって患者さんの1日も早い回復をサポートします。

　いつどんなときにも頼れる病院がある──。私たち総合救命救急センターの医療スタッフは、これからも地域の皆さんに「安心感」を届けられる存在であり続けたいと考えています。

低侵襲画像診断・治療センターの画像診断技術

放射線科
外山 宏 教授
（とやま ひろし）

放射線科
花岡 良太 講師
（はなおか りょうた）

■ 低侵襲画像診断・治療センターとは？

　2012年に開設した「低侵襲画像診断・治療センター」（通称：放射線棟）は、地上5階・地下1階の施設です（写真1）。各フロアの構成は、地下1階が放射線治療、1階が核医学、2階がMRI、3階がハイブリッド手術室（血管撮影）、4階がCT、5階がX線透視となっており、それぞれのフロアに画像診断機器が配置されています。全国でも珍しい「一棟まるごと放射線診療部門」というコンセプトを基に、診療放射線技師・医師・看護師など、各部門のスペシャリストがこの棟に集い、医療を提供しています。

■ メーカーとの共同開発・共同研究

　藤田医科大学では1980年代から長年にわたって、キヤノンメディカルシステムズ社（旧東芝メディカルシステムズ社）とヘリカルスキャンやArea Detector CT「AquilionONE」、高精細CT「AquilionPrecision」の共同開発を行い、CTのパイオニアとして、歴史に名を残してきました。その関係で藤田医科大学病院には常にキヤノンメディカルシステムズ社製の最先端のCTやMRIが導入さ

れており、導入後もこれらの機器の性能を最大限に生かせるような撮影方法や画像処理技術などの共同研究も行っています。

　また2017年2月に中国の医療機器メーカーであるShanghai United Imaging Healthcare（以下、UIH）製のPET／CTが当院に導入されたのをきっかけに、2017年8月に「藤田／UIH共同研究所」が低侵襲画像診断・治療センター内に設置され、世界市場のニーズに合った製品を開発するために、共同研究を行っています（写真2）。

■ 最新の画像診断技術

AquilionONE／GENESIS Edition（写真3）

　2007年10月に16cmの幅を最速0.35秒で撮影できる320列の検出器を持つAquilionONEの1号機が当院に世界で初めて設置されました。それまでのCTは検出器が最大で80列であり、4倍の検出器を持つAquilionONEの登場により脳や心臓などの臓器全体を撮影し、形のみでなく血液の流れや組織の動きなど（4DCT）も評価できるようになりました。

　その後、数回のバージョンアップを経て2016年からはAquilionONE／GENESIS Editionを導入しています。GENESIS Editionには2つのエネルギーを利用して撮影する「Spectral Imaging

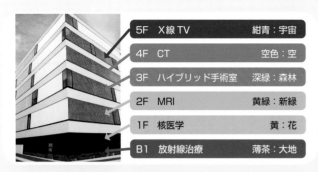

写真1：低侵襲画像診断・治療センター
地下1階から地上5階までフロア毎にイメージカラーを設定しています

5F　X線TV　　　　　　　紺青：宇宙
4F　CT　　　　　　　　　空色：空
3F　ハイブリッド手術室　　深緑：森林
2F　MRI　　　　　　　　黄緑：新緑
1F　核医学　　　　　　　　黄：花
B1　放射線治療　　　　　　薄茶：大地

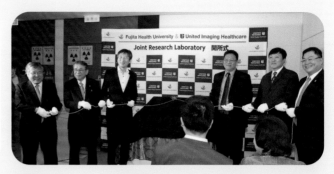

写真2：藤田／UIH共同研究所
2017年8月24日に藤田／UIH研究所の開所式が行われました

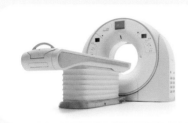

写真3：AquilionONE ／ GENESIS Edition
16cmの幅を1回転（0.275秒）で撮影できるCT装置です。センターの4階に設置されています

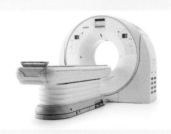

写真4：AquilionPrecision
検出器の厚さが従来CTの半分の厚さ（0.25mm）の高精細CTです。センター4階に設置されています

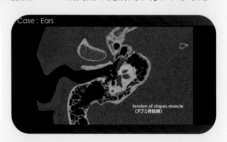

写真5：AquilionPrecisionで撮影された耳小骨の画像
従来のCTでは描出できなかったアブミ骨筋腱が明瞭に描出されています

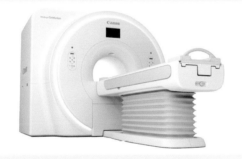

写真6：Vantage Centurian
AiCEが搭載された3T（テスラ）MRIです。センター2階に設置されています

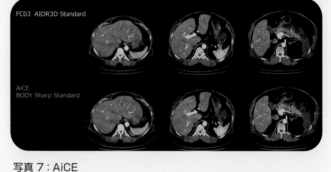

写真7：AiCE
人工知能（ディープラーニング）を用いた画像処理技術です。上段が従来の画像処理技術を用いた画像で、下段がAiCEを用いた画像になります

System」やAI（人工知能）の1つであるDeep learning（深層学習）を用いた画像処理技術である「Advanced intelligent Clear-IQ Engine（AiCE）」が新たに搭載されています。

AquilionPrecision（写真4、5）

　2017年2月に検出器の厚さが0.25mmの高精細CTであるAquilionPrecisionの1号機が当院に設置されました。それまでのCTは検出器の厚さが0.5mmであり、検出器の厚さが2分の1のAquilionPrecisionの登場により、従来のCTと比べ最大で8倍のデータを得ることが可能となりました。そのため従来のCTでは「ぼやけて」見えた小さな病変が「くっきり」と見えたり、これまで視認

できなかった構造物が視認できるようになっています。また処理するデータ量が多くなるため、従来のCTの5倍以上のデータ処理能力があります。

AiCE（写真6、7）

　AiCEは人工知能（ディープラーニング）を用いたキヤノンメディカルシステムズ独自の画像処理技術で、従来の画像処理技術では困難であった少ない放射線でも安定した画質改善効果を得ることができます。そのほかにも人工知能を用いることにより画像処理に必要な時間を短縮することもできます。この人工知能を用いた画像処理技術はCTだけでなく、一部のMRIにも搭載され高画質化と高速化を実現しています。

心臓病に対する高度な先進医療の提供： ハートチーム（循環器内科・心臓血管外科）

心臓血管外科
<ruby>高木<rt>たかぎ</rt></ruby> <ruby>靖<rt>やすし</rt></ruby> 教授

急性心筋梗塞によるショック患者に対するカテーテル治療（PCI）とインペラ補助循環を用いた救命治療

　藤田医科大学では2017年8月10日"心臓血管センター"をオープンしました。循環器内科と心臓血管外科の協力のもと、ハートチームを作り、急性心筋梗塞、心臓弁膜症、心不全に対する高度先進医療の安全な提供に努めています（写真1）。

　2019年度CCUに急性心筋梗塞などの急性冠症候群で323人が入院し97.2％は軽快しました。急性心筋梗塞で入院された患者さんは愛知県では最も多く、救命率も高いのですが、残る2.8％は残念な結果になりました。この1つの原因に急性心筋梗塞によるショックがありますが、当院ではこれに対し、カテーテル治療（PCI）とインペラ（IMPELLA）補助循環用ポンプといわれる新しい治療機器を併用し救命に努めています（下図）。

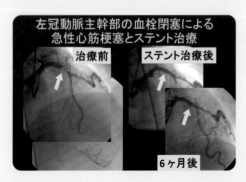

大動脈弁狭窄症に対する経カテーテル的大動脈弁置換術（TAVI）

　心臓は血液を全身に送るポンプですが、大動脈弁は、送り出した血液が心臓に逆流しないよう、閉じ開きをしています。この大動脈弁が加齢などにより石灰化して硬くなり、弁が開きにくくなる病気を「大動脈弁狭窄症」といいます。この病気は高齢者に多く、重症の場合は、息切れや心不全、胸痛や意識消失などの症状が出て、1～2年で亡くなる人もいます。経カテーテル的大動脈弁置換術（TAVI、写真2）は、この病気に対する新しい治療法で、従来の開胸手術ができない方が対象になります。現在までに160例の患者さんにこの治療を行い、直近の100例では大きな合併症はありません（写真2）。

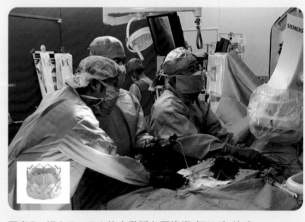

写真2：経カテーテル的大動脈弁置換術（TAVI）治療

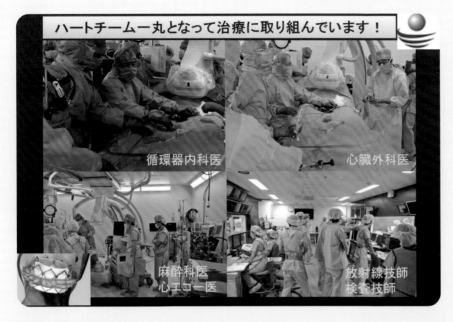

ハートチーム一丸となって治療に取り組んでいます！

循環器内科医 心臓外科医

麻酔科医 心エコー医

放射線技師 検査技師

写真1：ハートチームは循環器内科医、心臓外科医、麻酔科医、放射線技師、臨床工学技士、検査技師で構成されています

ダビンチを用いた心臓外科手術

急性大動脈解離や重症の狭心症、弁膜症では、内科的な治療には当然限界があります。この重症な病態の救命のためには心臓外科手術は必須です。これらには、重症狭心症に対する冠動脈バイパス手術（CABG）、大動脈解離に対する緊急手術、重症心臓弁膜症に対する弁形成術などがあります。

心臓血管外科手術は最近の心臓大血管病の増加から年々増加し、2019年は年間371例の心臓大血管手術を行いました。この中でも心臓・胸部大動脈手術という生死に直結する手術311例の手術早期の死亡率は0.96％と1％を切る優れた成績でした。また当院ではダビンチと呼ばれる手術支援ロボットが普及しており、心臓血管外科でもこのダビンチを用いた手術を行っています（写真3）。

外科手術をしない僧帽弁閉鎖不全症のカテーテル治療（MitraClip）

2019年から当院で施行可能となったMitraClipシステムを用いた経カテーテル僧帽弁クリップ術は外科手術に比べ早期に退院可能です。

心房細動や致死性不整脈に対するカテーテルアブレーション治療

近年、心房細動（しんぼうさいどう）は脳梗塞（のうこうそく）の原因として知られるようになり、カテーテルアブレーション治療により根治（こんち）あるいは、根治に近い状態にできる症例も出始めました。また、致死性不整脈治療にも有効で、当院では2019年は344例の患者さんにカテーテルアブレーション治療を施行しています（写真4）。

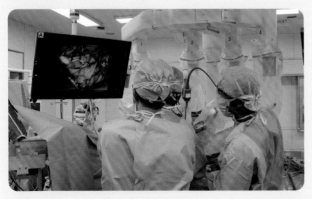

写真3：ダビンチを用いた心臓外科手術

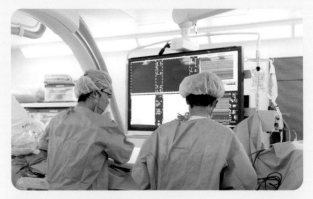

写真4：カテーテルアブレーション治療

乳腺疾患への取り組み
——ブレストセンター

乳腺外科
喜島 祐子 教授
（きじま ゆうこ）

■ 乳がんとは

女性の乳腺は授乳期に乳汁を産生する小葉と、乳汁を運ぶ乳管から成り立っています。この乳管または小葉に発生する悪性腫瘍が乳がんです。乳房の皮膚や血管、脂肪から発生する腫瘍は含みません。

乳がんは女性の罹患する悪性腫瘍の中で最も多く、日本人でも近年増加し続けています。定期的な自己触診やマンモグラフィ、乳房超音波検査によって乳がんを早期に発見し、治療を開始することが重要といわれています。

近年、遺伝子検査で"乳がんになる確率が非常に高い"と診断された米国の女優アンジェリーナ・ジョリーさんが、乳がんが発生していない健康な乳房を切除したことが話題となりました。予防的乳房切除と呼ばれるこの治療は、まだあまり日本ではなじみがありません。

当院では、遺伝性乳がんの可能性が高いと判断され、ご希望がある方に対して遺伝外来への相談、遺伝子検査を実施しています。遺伝性乳がんと診断されて予防的乳房切除を希望される場合には、ブレストセンターで乳房切除と乳房再建を組み合わせた治療を計画していきます。

■ 乳がん治療への取り組み・ブレストセンターの紹介

乳がん治療は大きく外科療法、薬物療法、放射線療法に分けられます。乳がんと診断がついたら、診断された材料（針生検や摘出生検のサンプル）を用いて「病理部」で免疫染色を行い、乳がんの特性を調べます。「乳腺外来」では全身精査を行い、がんの進行度（病期、ステージ）を検索します。その結果、手術を先に実施するか、手術前に薬物療法を実施するかを検討していきます。化学療法（抗がん剤治療）が必要な場合には、がん治療の専門スタッフが常在し、安心して化学療法を受けることができる「薬物療法センター」で治療を進めていきます。

手術を実施する場合には、乳房温存療法が可能か、その場合にはどの程度の切除が必要か、乳房が変形しないような手術方法は何か、乳房切除が実施される場合には乳房再建が同時に実施可能かなど、得られた画像所見をもとに乳腺外科でカンファレンスを行い診断していきます。

乳房切除と乳房再建を希望される患者さんには、「形成外科」と連携を取り、同時に再建を行う（一次乳房再建）か、それとも乳房切除後一定期間経過したのちに再建を行うのか（二次乳房再建）、人工物を用いた再建を行うのか、自家組織を用いた再建

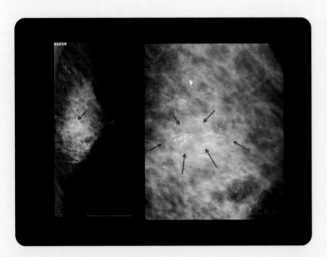

図1：マンモグラフィにて発見された非触知早期乳がんの石灰化像

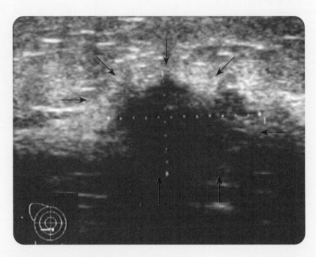

図2：乳がん超音波画像

を行うのかなどオーダーメードの医療を提供していきます。乳房温存療法を実施した場合には、残存乳房（部分切除をしたあとに残された乳腺組織と皮膚・乳頭）への放射線療法を行っていきます。

　これらの診断、検査、すべての治療は乳腺外科医が主治医となって実施を進めていきます。各分野の実施担当医と連携をとり、すべて大学病院内で行っています。

外科治療・オンコプラスティックサージャリー

　乳がんの治療時、病変の切除と同時に形成外科的治療を組み合わせる治療は乳房オンコプラスティックサージャリーと呼ばれています。

　当院ブレストセンターでは、乳房温存手術の場合（「早期乳がんに対する、整容性と根治性を両立させた乳房温存療法」82ページ参照）でも、乳房切除術の場合でもオンコプラスティックサージャリーの実施が可能です。乳房切除では、乳がんの治療としての乳房切除とリンパ節の切除（センチネルリンパ節生検や腋窩リンパ節郭清）を乳腺外科医が行い、引き続き行われる乳房再建手技を形成外科医が実施しています。全身麻酔中に、乳がんの切除と乳房再建が同時に実施できます。またこれらの手術はすべて保険適用となっているため、当院での実施件数も増

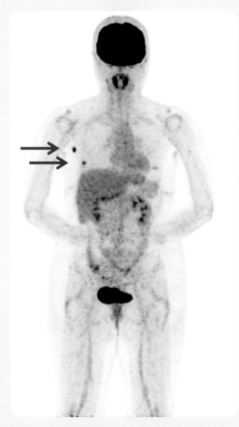

図3：PETにて指摘された乳がんおよび転移リンパ節（→）

加してきました。

　乳がんと診断され手術を行った結果、乳房が変形したり乳房を失ったりすることで悲しむ女性が一人でも少なくなるような医療を提供しています。

ロボット「ウェルウォーク」を用いた片麻痺者の歩行練習

リハビリテーション科
大高 洋平 教授

リハビリテーション科
平野 哲 講師

脳卒中による片麻痺と歩行障害

　脳卒中とは、脳の血管が詰まったり、破れたりする病気の総称で、脳梗塞、脳出血、くも膜下出血に分類されます。脳卒中が起きた部位によって、麻痺（手足が動かない）、失語（言葉が出ない・理解できない）、嚥下障害（飲みこみが悪い）など、さまざまな症状を生じます。脳卒中による麻痺は右手足、左手足など片側に出現することが多く、これを片麻痺といいます。

　ごく軽度の片麻痺は、最終的にほとんどなくなることもありますが、中等度から重度の片麻痺の場合、改善はしても、完全に元に戻ることはありません。麻痺が残った足で歩こうとすると、つま先が引っ掛かったり、しっかり体重を支えることができなかったりして、転んでしまう危険性があります。そこで、杖や装具（関節を安定させるための道具）を使って安全に歩けるように練習を行います。歩くことができなくなると、その後の生活に大きな支障を生じるため、歩行練習はリハビリテーションの重点項目の1つです。

従来の歩行練習

　片麻痺が重症で、股関節・膝関節・足関節のすべ

ての動きが悪い場合には、まず膝関節と足関節を安定させる長下肢装具（写真1）を使う歩行練習が一般的です。膝折れを予防した上で、麻痺した足にしっかりと体重をかける練習に集中することができるからです。しかし、長下肢装具を使うと、膝が曲がらないので足を振り出しにくく、体を大きく傾けたり、股関節を中心に足を外側に回しながら前に出したりと、強引に足を振り出すクセがついてしまうことがあります。

　転倒を防いで安全に練習を進めるためには、療法士（リハビリテーションを担当する国家資格を持つスタッフ）の見守りや手助けが不可欠ですが、手助けが多く必要な患者さんでは、自分自身で体をコントロールする体験が少なくなり、新しい歩き方を身につけるのに時間がかかってしまうことがあります。2〜3か月入院でのリハビリテーションを行っても、自分で歩けるようにならない患者さんもいます。

　このような問題点を克服し、より多くの患者さんが、もっと短期間に、もっと上手に歩けるようになるリハビリテーションに期待が集まっていました。

歩行練習用ロボット「ウェルウォーク」

　そこで、藤田医科大学はトヨタ自動車株式会社と共同で、麻痺した足の機能を適度に補助し、上手な

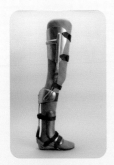

写真1：長下肢装具
膝関節と足関節を安定させる道具
で、重度の片麻痺者の歩行練習に
用いられます

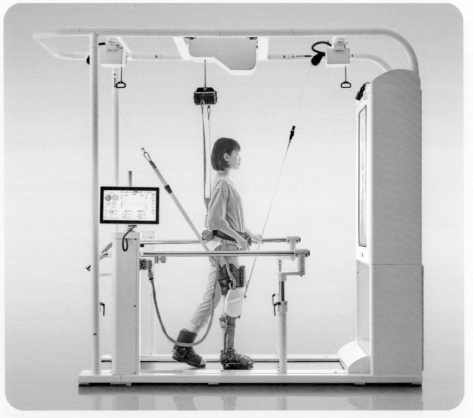

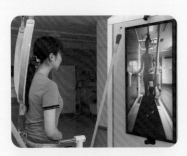

写真3：患者さん用モニタ
姿勢や足元の位置を表示すること
ができるので、上手に歩くための
参考になります

写真2：ウェルウォーク WW-1000
片麻痺者の歩行練習用ロボット。麻痺した足の機能を適度に補助して早期の回復を支援します

歩き方が早く身につくことを支援するロボットの研究を始めました。10年間の研究、実証を経て、2017年に発売されたのが、ウェルウォーク WW-1000（写真2）です。

　装具型ロボット、患者さん用モニタ、療法士用モニタ、トレッドミル（ベルトが動くことで、1か所で歩行練習ができます）、転倒予防装置、ロボット免荷装置（ロボットの重さを感じさせなくする装置）から構成されます。患者さんは、麻痺した足に装具型ロボットをつけ、トレッドミルの上を歩いて練習をします。転倒予防装置がついていますし、通常の歩行練習と同様に、常に療法士がそばについて練習をするので、転倒してけがをする心配はありません。患者さん用モニタ（写真3）には、姿勢や足元の位置を表示することができるので、上手に歩くための参考になります。

　ウェルウォークの特徴は「助けすぎない」ことです。患者さんの麻痺が重い間は、ロボットが足の力をしっかりと助けてくれるので、膝や足首が折れ曲

がってしまうことはありません。しかし、麻痺が改善してきたときに、ロボットが補助しすぎると、患者さんがロボットに頼ってしまって、上達しないことがあります。そこで、麻痺が改善してきたら、ロボットの補助を減らすのです。これにより、患者さんは常に最大限の力を発揮することが求められることになります。常に頑張るのは大変ですが、この方が早く良くなるのです。

　これまでの研究では、ウェルウォークを使うと、早く自分自身で歩けるようになる、退院時に自分で歩ける人の割合が多くなる、歩き方が上手になる、などの結果が出ています。

　このような成果が認められて、2018年ロボット大賞厚生労働大臣賞を受賞することもできました。ウェルウォークは日本全国で80台が使われるようになり、中国やタイでの共同研究も始まっています。藤田医科大学は、これからもロボットを活用することで、より良いリハビリを追求していきます。

質の高い脳卒中医療の提供を目指す
──脳卒中センター

脳卒中科
なかはら いちろう
中原 一郎 教授

脳卒中科
すやま けんいちろう
陶山 謙一郎 助教

■ 脳卒中とは

脳にはたくさんの血管が走っていて、酸素や栄養を供給しています。脳卒中とはこれらの血管が詰まったり、破れて出血したりして起こる病気で、血管が詰まると脳梗塞、血管が破れると脳出血やくも膜下出血になります。

「日本の脳卒中による死亡者は年間約13万人で、死亡原因の第4位を占めており、脳卒中は寝たきりの最大の原因でもあります。脳卒中は高齢化により今後ますます増加することが予想されています」（『脳卒中治療ガイドライン2015』日本脳卒中学会、協和企画、2015年）。

■ 「包括的脳卒中診療」を提供する脳卒中チーム医療

脳卒中はいったん発症すると麻痺や言語障害などの後遺症が残ること、死亡の原因となることがあります。しかし、速やかに適切な治療を開始できれば、症状が劇的に改善する可能性があります。このような脳卒中の治療を提供するための施設が脳卒中センターです。2019年より日本全国でその認定が開始されました。欧米では、以前から、高度な脳卒中治療を24時間提供できる「包括的脳卒中センター」

と呼ばれるものが整備され、社会復帰率の向上や死亡率の低下に貢献してきました。当院でも脳卒中科を中心としたチームが包括的脳卒中センターの役割を果たしています。

当院の脳卒中診療の特徴は以下の4点です。

①脳卒中科、脳神経外科、脳神経内科、総合救急内科、放射線科などの診療科が連携し、24時間体制で脳卒中患者さんを受け入れて、薬物療法、血管内治療および開頭手術が提供可能である。

②脳卒中診療にかかわる病院内のすべてのスタッフが連携し、迅速な治療を提供可能である。

③脳卒中発症初期から、リハビリテーション科と連携してリハビリテーションを提供している。

④脳卒中に合併するさまざまな疾患を複数の専門診療科と連携して治療している。

これからも、質の高い脳卒中医療の提供を行い、地域に貢献していくことを目指しています。

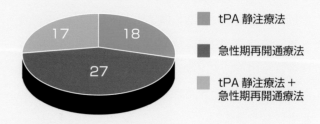

図：脳梗塞に対する急性期血行再建（2019年の実績）

高度の専門性を要する脊椎脊髄外科領域の治療 ——スパインセンター

脊椎・脊髄科（脊椎外科）
（かねこ　しんじろう）
金子 慎二郎 教授

■ スパインセンターの役割

　脊椎脊髄外科の領域の疾患に対する治療は、患者さんの年齢や個々の病態などに応じて、適切な治療が異なってきます。手術適応に関する判断、手術を行う時期に関する判断、手術方法の選択、手術を行う範囲の選択などに関して、いずれも高度な専門的知識に基づく判断が必要です。また、脊椎脊髄外科の領域の疾患は、患者さんの病態に関する正確な評価を行った上で、長期的視点に基づいた治療を行っていくことが極めて重要な領域であり、当院のような高度な専門性を有する病院で治療を行うことが極めて重要な領域の疾患です。

　治療を行っていく上で、それぞれの患者さんにとって最善の方向性となるように、脊椎・脊髄診療部門の医師全員が集まって行うカンファレンス（話し合い）の場で、治療方針や手術を行う場合、どのような手術を施行するかについて十分なディスカッション（議論）を行っています。

　脊椎・脊髄診療には、診療科としては整形外科、脳神経外科、救急科、放射線科など、また、コメディカルとしては看護部門やリハビリテーション部門など、さまざまな部門に属するスタッフが関与し、チームとして診療を行っていきます。スパインセンターとしてこれらのスタッフの総力を結集し、専門性と質の高い脊椎・

脊髄診療を行っていくために、当院では脊椎・脊髄科（脊椎外科）という脊椎・脊髄診療に特化した部門を設置しています。

　当院の脊椎・脊髄診療部門は、脊椎脊髄外科領域の疾患治療に関する高い専門性を有する部門として、これまでさまざまな形で発展を遂げてきました。高いプロ意識を持って脊椎脊髄外科領域の医療に取り組む当院の伝統を、より良い形で発展させて、さらに質の高い医療を患者さんに提供していくべく、また、当院の脊椎・脊髄診療部門が、脊椎脊髄疾患を有する患者さん、特に高度な専門性を要する治療が必要な患者さんにとっての「最後の砦」としての機能を果たし続け、さらなる進化を遂げ続けていけるよう、当院の脊椎・脊髄診療部門のスタッフ一同、日々、尽力しています。

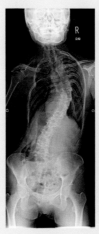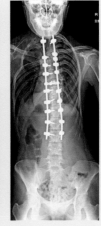

図：16歳女性。
先天性側弯症の症例（先天性肋骨部分欠損を伴う症例）。
脊椎全長X線写真
立位正面像

手術前　　　　手術後

豊かな人生と明るい未来へ
——パーキンソン病センター

脳神経内科
わたなべ ひろひさ
渡辺 宏久 教授

■ 豊かな人生のために専門家が諸問題に対応（図）

パーキンソン病では、適切な診断に基づき、患者さんの症状、社会的背景、副作用などを考慮しながらオーダーメイドの治療を提供する必要があります。また、長期の患者さんで認める治療効果の低下、姿勢の異常、うつ、物忘れ、便秘、痛みなど、全身の諸問題（全身病）に適切に対応する必要があります。

当センターでは、パーキンソン病の診療に習熟した脳神経内科医と、それぞれの問題に関連する各診療科の専門医が密接に連携し、個人のニーズに見合った薬剤調整、麻酔科と連携した脊髄を刺激して痛みを取る治療、リハビリテーション科などと連携した姿勢異常に対する治療をはじめ、さまざまな診療を提供します。また、ご自宅の状況を把握するために、かかりつけ医と地域連携を作る試みも進めています。藤田医科大学の強みを最大限に生かし、患者さんの豊かな人生をサポートしていきます。

また私たちは、国際的にもハイレベルな藤田医科大学の強みを生かすオリジナルデータを集積し、AI の研究者とともに、これら巨大で複雑なビッグデータを分析し、病態解明研究を進めます。さらに海外の一流研究者と連携して世界トップ水準の国際共同研究拠点を形成し、患者さんの明るい未来につながる革新的治療法の開発に邁進します。

皆様の笑顔のために、さまざまな医療を提供します

パーキンソン病専門医によるオーダーメイドな治療の提供

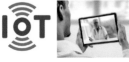

- 最新機器で適切な診断
- 専門医による最新治療
- 個別の病態に対応

全身の諸問題に対し、それぞれの専門医や、スタッフが適切に対応

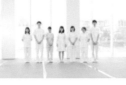
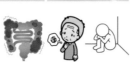

- 動き以外の問題にも対応
- 医療スタッフによる支援
- さまざまな医療情報提供

ご自宅の状況も把握し、必要な医療や介護を利用できる連携推進

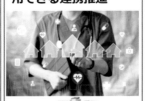
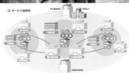

- 包括的サポートを支援
- かかりつけ医との連携
- 365日の救急対応

➡ **藤田医科大学の強みを生かして患者さんの豊かな人生をサポートします**

図：皆様の笑顔のために、さまざまな医療を提供します

パート **2**

より上質な医療を実践する
―― 診療科紹介

不整脈とたたかう ——カテーテルアブレーション治療

循環器内科
井澤 英夫 教授
（いざわ ひでお）

循環器内科
原田 将英 准教授
（はらだ まさひで）

カテーテルアブレーション治療

　カテーテルアブレーション（心筋焼灼術）は、心臓の中にできた異常な電気的興奮を、カテーテルで焼灼して正常な興奮へ戻す治療です。不整脈の根治が期待できます。足の付け根や首の静脈から、先端に電極が付いた径数mmの細長い管（電極カテーテル）を挿入し、心臓の中に留置します。そして、心臓内の電気回路を記録し、不整脈の診断をしたり、治療が必要な場所を特定したりします。治療が必要な場所にカテーテルを進め、高周波電流を流すと、カテーテルと接した組織は熱で焼灼され、電気興奮ができなくなり不整脈が消失します（図1）。2019年に当院では344件のカテーテルアブレーション治療を行いました。

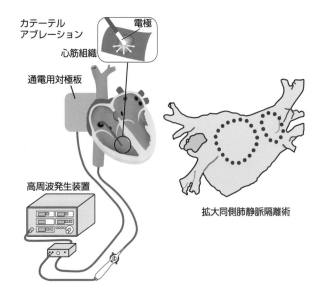

カテーテルアブレーション
電極
心筋組織
通電用対極板
高周波発生装置
拡大同側肺静脈隔離術

図1：カテーテルアブレーション
左：高周波カテーテルアブレーション
右：心房細動に対する拡大肺静脈隔離術

適応と入院期間

　カテーテルアブレーション治療の適応となるのは、心房細動、上室性頻拍、WPW症候群、心房粗動、心室頻拍（心室期外収縮を含む）などです。当院ではすべての対象不整脈の治療が可能です。入院期間は心房細動で5日程度、心房細動以外の不整脈で2〜3日です。カテーテルアブレーション治療は、1〜4時間程度で、翌日には歩行できます。

　当院では、治療中の苦痛を和らげるために鎮痛剤、鎮静剤を積極的に使用し、（原則として）深く眠った状態で治療を受けていただきます。退院後の生活、仕事の制限はありません。

心房細動とは

　高齢社会に伴って増えている不整脈です。心房が痙攣を起こしたように無秩序に興奮します。脈の乱れ、動悸、胸部不快などを自覚します。放置すると心房内に血栓ができ、脳梗塞の原因になります。血液循環が停滞すると心不全が増悪します。認知症のリスクも増加します。症状がない場合もありますが、病院の受診が遅れるため予後が悪いことが報告されています。心房細動は7日以内に自然に停止するもの（発作性心房細動）、7日以上持続するもの（持続性心房細動）、1年以上持続するもの（長期持続性心房細動）に分類されます。持続時間が長くなるにつれて、治りが悪くなります。

心房細動のカテーテルアブレーション治療

　心房細動の原因となる肺静脈の異常な興奮を電気的に隔離する治療法です。肺静脈の付け根をカテー

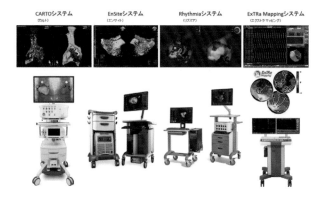

図2：3次元マッピングシステム
（提供 CARTO：バイオセンスウェブスター社、EnSite：日本光電社（Abbott社）、Rhythmia：ボストンサイエンティフィック社、ExTRa Mapping：日本光電社）

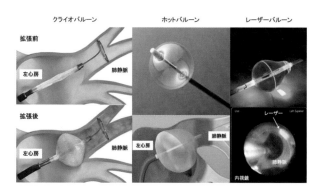

図3：バルーンアブレーション
（提供 クライオバルーン：メドトロニック社、ホットバルーン：東レメディカル、レーザーバルーン：日本ライフライン社）

テルで焼灼します（拡大肺静脈隔離、図1）。1回の治療で、発作性心房細動や持続性心房細動では約8割、長期持続性心房細動では約7割の患者さんで正常の興奮が維持されます。再発した場合は2回目の治療で、発作性心房細動や持続性心房細動では9割以上、長期持続性心房細動でも約8割の患者さんで正常の興奮が維持されます。

3次元マッピング装置

3次元マッピング装置と呼ばれる特殊機器の進歩によって、効率的かつ安全なカテーテルアブレーション治療が行えるようになりました。当院ではすべての最新機器を使用できます。また、（長期）持続性心房細動では心房細動の異常な興奮を可視化し、個々の患者さんの病気の原因を追究して治療に結びつける新しい装置（ExTRa Mapping）も導入し、より難しい治療の成績向上に役立てています（図2）。

バルーンアブレーション

先端にバルーン（風船）がついたカテーテルを、肺静脈の根元に圧着させて焼灼する治療法です。発作性心房細動に対して保険適用があります。高周波による焼灼よりも、短時間かつ確実に治療できる方法として期待されています。当院ではクライオバルーン（冷凍焼灼）、ホットバルーン（熱焼灼）、レーザーバルーン（レーザー焼灼）が使用できます（図3）。ただし、肺静脈の形態よっては治療に適さない場合があり、当院では事前に心臓CTを撮影して解剖を把握し適応を決めています。

主な合併症

代表的な合併症は心タンポナーデと脳梗塞です。当院での最近3年間（2017～2019年）の心タンポナーデの頻度は0.2%、脳梗塞は0%、死亡は0%でした。術中のカテーテル操作はもちろんのこと、周術期の抗凝固療法にも細心の注意を払って合併症の予防に取り組んでいます。当院では、不測の事態に備えて緊急処置や、手術の対応が可能なハイブリッド手術室で治療を行います。大学病院ならではの心臓外科や脳卒中科との連携も充実しており、患者さんに安心して治療を受けていただける体制を整えています。

心房細動のトータルケア

当院では術前に採血、胸部レントゲン、心電図、心臓超音波、心臓CTなどの検査を行い、心房細動の重症度や病態を評価します。そして、患者さんに最も適した治療方法、機器を選択します。入院中には睡眠時無呼吸症候群や脳MRIなどの検査も行います。心房細動と関連する生活習慣病にも積極的に介入し、治療後の再発を予防します。

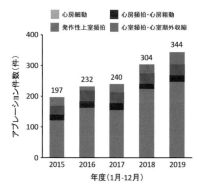

図4：当院でのカテーテルアブレーションの件数

肺がんの診断と治療

呼吸器内科・アレルギー科
今泉 和良 教授
（いまいいずみ　かずよし）

最新の技術を駆使した肺がんの内視鏡診断

　肺がん医療の第一歩は、症状のない段階で、できるだけ早く発見して治療にあたることです。CTの技術が進歩した現代では、これまで普通のレントゲン写真ではとても見つけられなかった小さなサイズの肺がんが見つかるようになりました。しかしCTでは、同時に肺の中に自覚症状のないまま起こった小さな感染症（肺炎や結核、カビの病気など）やその傷跡、良性の腫瘍など肺がん以外の病気も見つかってきます。

　残念ながら、これらの良性の病気（がんではない病変）と肺がんを画像だけで確実に区別する方法はありません。そのため、これらの小さな病変から細胞を採取して、がんであるのかそれ以外の病気であるのかを診断する必要があります。それは、がんとそれ以外の病気では、治療方針も、使用する薬も全く違うためです。特に小さな病変からの細胞の採取は難しく、最初から手術を行って病巣の一部を採り、大急ぎで病理医にがんかどうかを判断してもらう方法もありますが、がんでなかった場合、患者さんには全身麻酔を伴う手術の負担をかけてしまうことになります。

　また、手術中のごく短時間で細胞や組織を処理して病理検査をする必要があるので、通常の病理診断よりも判定が難しい場合もあります。そこで、もっと体の負担を少なくがんを診断することが必要ですが、現在のところ、最も体にやさしく（肺を切ったりせずに）診断する方法は、内視鏡（気管支鏡）による診断です。

　肺の中は気管支が樹木の枝のように張り巡らされており、理屈からいえば肺のどの場所にも気管支をたどって到達できるわけです。しかし実際には、直径3cmを越えない病変に内視鏡で到達するのは決して容易ではありません。私たちは放射線科と協力して、最新鋭の胸部CT画像と気管支内超音波の技術を駆使し、肺の小さな病変を確実に診断する技術を磨いてきました。

　「図」に示すように、病変に到達する気管支をCT画像で見極めた後、超音波探索子（プローブ）を細いチューブ（ガイドシース）を被せたまま病変の内部に誘導し、超音波で病変を確認します。病変の中に確実に入っていれば、はっきりと超音波画像が得られます。その後、ガイドシースだけ残してプローブを抜去し、チューブの中を通して小さな鉗子（かんし）（組織をつまむ道具）で確実に病変から組織採取（生検）を行います。この技術を用いることで、これまで診断の難しかった小さな病変も確実に診断し、治療方針を正しく決めることができるようになりました。また患者さんは、点滴で鎮静をかけた状態で内視鏡を受けるので、ほとんどの方は検査のことを覚えていません。内視鏡を受ける苦痛を最大限少なくして検査を受けていただくことができます。

多職種で行う正確な診断と治療方針の決定

　肺がんの診断には前記の病理診断に加えて、がんがどこまで広がっているのか（転移があるかどうか）を診断すること（病期診断）が必要になります。肺がんでは肺の中のリンパ節、肺の中の別の箇所への転移が多くみられます。また肺以外では脳、骨、肝臓、副腎（ふくじん）といった他の臓器にも転移（遠隔転移）を起こすことがあります。これらを正確に診断するこ

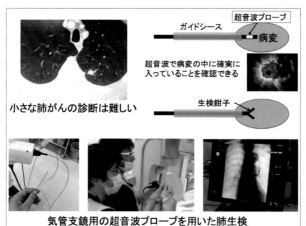

超音波プローブ
ガイドシース
病変

超音波で病変の中に確実に
入っていることを確認できる

生検鉗子

小さな肺がんの診断は難しい

気管支鏡用の超音波プローブを用いた肺生検

図：肺の小さな病変に対する
気管支鏡生検

とが治療方針の決定には重要です。

　がんが小さく転移がないか、がんの周囲のみの転移であれば手術や放射線治療が選択されることが多く、遠隔転移があれば薬物療法が主体となります。病期診断が不正確では、せっかく治療を行っても良好な結果が得られません。そのため、私たちは肺がん患者さん一人ひとりの診断、そして治療方針の決定を、毎週の症例検討会で呼吸器内科・外科の専門医、放射線科専門医、薬物療法専門医がチームとなって徹底的に議論して決定します（写真）。

　また最近、がんの薬物療法はめざましい進歩をとげ、従来の抗がん剤に加えて、分子標的薬、免疫チェックポイント阻害薬といった新しい薬剤が次々と開発され実際に使用されています。がんは遺伝子のどこかに異常をきたしてしまった細胞から発生しますが、分子標的薬は、この異常になった遺伝子の働きをピンポイントで抑え込む薬です。そのため、標的になる遺伝子異常のある肺がんを正確に見つけだして使用すれば、これまでの薬では得られなかった大きな縮小効果を得ることができます。また免疫チェックポイント阻害剤は、患者さんのリンパ球の力を最大限に利用することでがんを縮小させるもので、効果が得られる一部の患者さんでは、従来の治療では得られなかった長期にわたる効果を得ることができる治療です。

　いずれの治療も、これまでにない副作用もあり、使用すべき患者さんを正確に選択することが大変重要で、このためには高度な知識と豊富な臨床経験を必要とします。私たちのチームでは経験豊富な呼吸器内科医と薬物療法専門医が、患者さんの持っている合併症、社会的な背景、本人の希望なども加味し、

前記の検討会で議論を重ねた上で選択する薬剤を決定しています。

すべての肺がん患者さんに最適の治療を

　肺がんは比較的高齢の方や肺の合併症（喫煙による肺気腫・COPD、肺線維症など）を持つ人にも多く発生します。せっかく早期に発見されても年齢や合併症のために、診断のための検査をすることさえも危険と判断されてしまうケースも少なからずあります。私たちのチームは、多くの専門家と高い技術力を備えており、すべての肺がん患者さんに、その方にあった最適な治療を提供できるよう体制を整えています。治療することが、患者さんの寿命を縮めてしまうことが明らかな場合には、最適なサポート治療を提供することもあります。患者さん一人ひとりに分かりやすく病気の状況と治療の効果・副作用を説明し、患者さん自身の人生観も十分配慮した上で、患者さんを中心に主治医チーム、メディカル・スタッフすべてが協力して診療にあたっています。すべての患者さんに最適な治療を提供することが私たちの信念です。

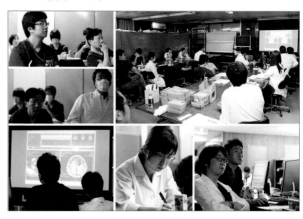

写真：多職種で診断・治療を検討する症例検討会
（藤田医科大学呼吸器内科 HP より）

消化管腫瘍の内視鏡診断と治療の最前線

消化器内科（消化管）
おおみや　なおき
大宮 直木 教授

食道がん・胃がんの診断と治療

　上部消化管内視鏡検査（胃カメラ）は、画質の向上と光技術の進歩により、初期段階で病気を発見することが可能となってきました。初期のがんは自覚症状がないため、検診（特に内視鏡）などを機に発見されることがほとんどです。

　胃がんはピロリ菌感染が強い危険因子であり、近年積極的に除菌治療が行われています。食道がんはアルコール多飲と喫煙が強い危険因子であり、お酒を飲むと顔が赤くなる大酒家が最も危険といわれます。当院では内視鏡でがんを見つけると、治療法を決めるために詳しい内視鏡検査（精査内視鏡）を行っていきます。

　消化管のがんは、正常な壁を破壊しながら深部へ浸潤（がん細胞が増殖して次第に広まっていくこと）し、同時にリンパ節転移の頻度が増加するため、治療方針を決める上で、がんがどこまで浸潤しているか、また、がんがどの程度横に広がっているか範囲を評価する必要があります。そのため対象物を 100 ～ 1000 倍近く拡大して観察することができる拡大内視鏡検査やリアルタイムに組織構造を描出できる共焦点レーザー内視鏡、内視鏡先端から超音波を当てがんを含む壁の断面を観察する超音波内視鏡検査を行い、術前診断をしています。

　内視鏡治療は、術前検査でリンパ節転移がないと予測される胃、食道がんが治療対象（適応）になり、深達度（浸潤の深さ）のほか、いくつかの要素を加味し、治療ガイドラインをもとに決定しています。食道がん、胃がんともに内視鏡治療は内視鏡的粘膜下層剥離術（ESD）が行われており、

がんの周りを取り囲む正常な粘膜（腸管の内面側）を切り開いた後、その粘膜の下の部分（粘膜下層）を剥ぎながら切除することで大きさに関係なく確実にがんを切除することが可能となりました。当院でも年々治療数が増加しており、2019 年は 120 例の胃 ESD と 26 例の食道 ESD を実施し良好な成績を収めています（図1）。

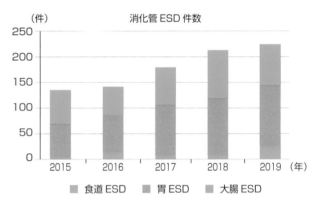

図1：当院における内視鏡的粘膜下層剥離術（ESD）の年次推移

大腸がんの診断と治療

　大腸がんの罹患数（1 年間で大腸がんと診断される人数）はがんの中で最も多く、約 13 万 4 千人です。また死亡者数は年間約 5 万人で、肺がんに次いで 2 番目に多いです。日本人の 10 人に 1 人が生涯のうちに大腸がんと診断され、約 5 ％が大腸がんで亡くなる計算です。このことから大腸がんの早期発見が重要と考え、当院では 1 次検診（便潜血反応）陽性者には、積極的に大腸内視鏡検査や大腸カプセル内視鏡検査による精密検査を行っています。

　特に大腸カプセル内視鏡検査には力を入れており、FICE 機能を用いた画像強調観察や磁気誘導を用いた試みを日々行っています。これらの検査で大腸腫瘍を認めた場合は、拡大内視鏡観察や超音波内

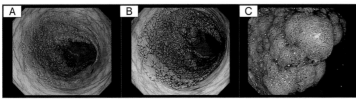

ほぼ全周性の早期大腸がん　　色素散布像　　拡大内視鏡観察

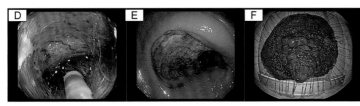

治療中（粘膜下層を処置具
を用いて剥離）　　治療後　　切除標本

図2：内視鏡的粘膜下層剥離術（ESD）

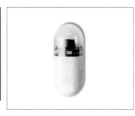
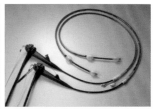

写真1：小腸カプセル内視鏡　写真2：ダブルバルーン内視鏡
（提供：コヴィディエンジャパン）（提供：富士フイルムメディカル株式会社）

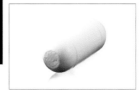

写真3：パテンシーカプセル
（提供：コヴィディエンジャパン）

視鏡検査を行い、良悪性の判断や深達度を予測し、治療方針（内視鏡治療もしくは外科的治療）を決定します。

　大腸腫瘍の内視鏡治療には、①ポリペクトミー、②内視鏡的粘膜切除術（EMR）、③内視鏡的粘膜下層剥離術（ESD）の3つがあります。内視鏡治療は大腸を切除する外科的治療に比べて、臓器温存が可能な低侵襲（体に負担が少ない治療）治療であり、高齢者でも治療が可能です。特に大腸腫瘍のESDは2012年に保険診療が可能となり、従来、外科的治療が行われていた大きな大腸がんを一括で切除できるようになりました（図2）。

　当院では年々その件数が増加しています（図1）。また、最新の内視鏡装置や牽引用クリップを導入し、盲腸にある病変や小腸や肛門縁にまたがる病変など、通常では切除困難な症例に対しても積極的に治療を行っています。今後も増え続けると思われる大腸腫瘍に対して、安全かつ精度の高い内視鏡治療を提供できるように日々取り組んでいます。

小腸疾患——内視鏡を用いた診断と治療

　小腸は胃と大腸の間にある5～7mの長さを有する深部臓器で、食物の消化吸収や消化管免疫を司る必要不可欠な臓器です。従来は内視鏡が届かず、「暗黒大陸」といわれていましたが、カプセル内視鏡（写真1）やダブルバルーン内視鏡（写真2）といった近年の検査技術の進歩により、小腸全域の内視鏡診断や治療が可能となりました。

　小腸用カプセル内視鏡は約11mm×26mmの大きさで、口から飲み込むだけで小腸全域の内視鏡観察を苦痛なく外来で行うことができます。ただ、小腸に狭い病変があるとカプセル内視鏡が奥に流れない「滞留」という現象が発生します。このような小腸狭窄が疑われる場合は、小腸の開通性判定のためのパテンシーカプセル（写真3）という内視鏡機能の付いていない溶けるカプセルを事前に内服します。

　ダブルバルーン内視鏡は、内視鏡先端とオーバーチューブ先端の2個のバルーンを交互に膨張と収縮を繰り返し、これまでの内視鏡が挿入困難であった深部小腸に内視鏡を挿入することが可能な検査です。これを用いると上部消化管内視鏡や大腸内視鏡と同レベルの正確な診断や内視鏡治療が可能となります。ただ、検査時間が長くなり、患者さんへの負担が増え、鎮静剤を用いるため入院が必要となります。

　私たちはこの2つのカプセル内視鏡とダブルバルーン内視鏡を用いて、小腸の出血性病変、腫瘍性病変、炎症性病変、憩室病変などの診断・治療をしています。また、肝胆膵内科と共同でRoux-en-Y法などの再建腸管を介した膵胆道系疾患の内視鏡診断や治療も行っています。

　さらに臨床研究として、人工知能を用いたカプセル内視鏡の自動診断や、磁気誘導装置を用いた口から肛門まで観察する検診用の全消化管カプセル内視鏡検査も行っています。

膵臓・胆道疾患に対する超音波内視鏡による最新の診断と治療

消化器内科（肝胆膵）
ひろおか よしき
廣岡 芳樹 教授

消化器内科（肝胆膵）
はしもと せんじゅ
橋本 千樹 教授

超音波内視鏡とは

ちょうおんぱないしきょう　イーユーエス
超音波内視鏡（EUS:Endoscopic Ultrasonography）は、先端に超音波装置が装着されている内視鏡です（写真1）。この検査は"胃カメラ"と同じく、口から内視鏡を消化管（胃や十二指腸）内へ挿入します。通常の胃カメラでは消化管の表面を観察しますが、EUS検査では超音波を用いることにより、消化管の中からすぐ近くにある膵臓、胆道などを超音波で観察することができます。通常の腹部すいぞう
エコー検査では、胃や腸の中の空気や腹壁、腹腔内ふくくうない
の脂肪、骨が妨げになり、膵臓や胆道全体を観察することが難しいのですが、EUSでは膵臓や胆道全体を観察することができます。また、すぐ近くから観察が行えるため、通常の腹部エコー検査より、詳細に病変の情報を得ることができます。

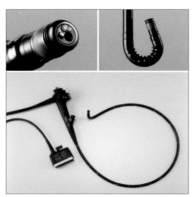

写真1：超音波内視鏡（提供：富士フイルムメディカル株式会社）

EUSによる診断

EUSは、超音波画像により診断します。すぐ近くから膵臓や胆道の観察が行えるため、CTやMRI検査では見つからないような10mm以下の小さな病変を見つけることも可能です。しかし、超音波画像だけでは診断が困難な場合もあります。その場合、確定診断のために、細胞や組織の一部を採取して、顕微鏡で検査する必要があります。従来では膵臓や胆道の病変から、お腹を切ることなくなか
細胞や組織を採取することは困難でしたが、EUSを用いることにより、病変部の細胞や組織を採取し顕微鏡で検査することが可能となりました。ちょうおんぱないしきょうかせんしきゅういんほう　イーユーエス エフエヌエー
超音波内視鏡下穿刺吸引法（EUS-FNA）といいます（図1）。

膵臓や胆嚢・胆管の病変に限らず、消化管の近くたんのう
にある腹腔内腫瘍・リンパ節や腹水などに対し、細しゅよう
胞や組織を採取することが可能です。具体的には食道、胃、十二指腸などの中からEUSで病変を観察しながら、注射の針と同じくらいの太さの針を内視鏡の先端から出して、消化管の壁越しに病変に穿刺し、細胞や組織を針の中に採取してきます（写真2）。手技時間は30分程度で、鎮静剤を点滴し眠っている間に検査を行います。お腹を切る必要はないため、皮膚にも傷が残らず、翌日から食事もでき、体に負担の少ない検査です。

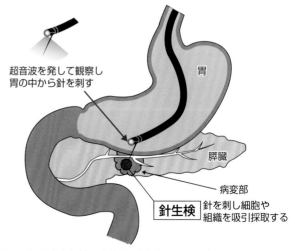

超音波を発して観察し胃の中から針を刺す

胃

膵臓

病変部

針生検 針を刺し細胞や組織を吸引採取する

図1：超音波内視鏡下穿刺吸引法（EUS-FNA）

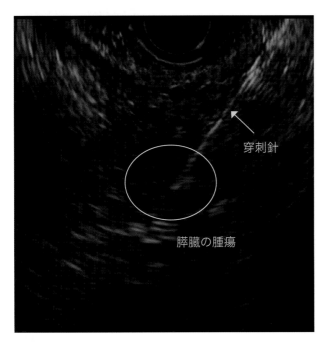

写真２：超音波内視鏡下穿刺吸引法（EUS-FNA）

EUS を利用した治療

　膵臓や胆道の病気により、胆管（胆汁の流れる道）が狭くなったり詰まったりすると黄疸を生じることがあります。これを閉塞性黄疸といいます。この閉塞性黄疸に対する治療として、胆汁の流れをよくするために、胆管内へストローのようなプラスチック製の管（プラスチックステント）や、金属製の管（金属ステント）を留置します。このように胆管内にステントを留置し、胆汁の流れを良くする処置を「胆道ドレナージ」といいます。

　通常、内視鏡を使って十二指腸の胆管と膵管の出口（乳頭部）から胆管へステントを留置しますが、さまざまな理由により、この処置が困難な場合があります。このような場合、経皮経肝的胆道ドレナージ（ＰＴＢＤ）という体の外から肝臓を通って胆管内にステントを留置する処置が選択されることが多く、現在でも広く行われています。しかし PTBD の最大の欠点は、体の外にチューブや胆汁をためる容器を付けておくことが必要なため、日常生活に支障をきたすことです。この難点を克服する新たな処置として、EUS を用いて胆管と膵管の出口（乳頭部）を介さず胆管にステントを留置することができるようになりました。超音波内視鏡下胆道ドレナージ（EUS-BD）といいます。

　EUS-BD は、前項で説明した EUS-FNA の手技を用いて、狭くなったり詰まったりして胆汁の流れが悪くなった胆管にステントを留置する手技です。十二指腸から胆管に針を刺したり（CDS）、胃から胆管に針を刺したりして（HGS）、胆管と膵管の出口（乳頭部）を介さず胆管にステントを留置します（図２）。PTBD と違い体の外にチューブが出ることはないため、日常生活に支障をきたすことはありません。近年、急速に発達している処置で保険適用になっていますが、この手技は難しく高度な技術が必要なため、EUS-BD が行える施設は限られています。専門医療機関の受診をお勧めします。

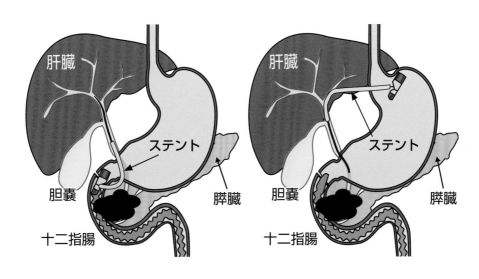

EUS-BD(CDS)　　　EUS-BD(HGS)

図２：超音波内視鏡下胆道ドレナージ（EUS-BD）

悪性リンパ腫に対する新しい治療とゲノム医療

血液内科・化学療法科
とみた あきひろ
冨田 章裕 教授

悪性リンパ腫とは

　血液の成分には、白血球、赤血球、血小板などがあり、白血球は「免疫力」の主役として重要な役割を持っています。白血球には好中球、リンパ球（B細胞、T細胞、NK細胞）、単球などの種類があり、そのうちリンパ球ががん化して腫瘤を形成する疾患が「悪性リンパ腫」です。

　悪性リンパ腫は、血液悪性腫瘍の中で最も頻度が高い疾患で、頸、脇の下、足の付け根、腹腔内などのリンパ節に発症する典型的なものから、消化管、肝臓、脾臓、肺、脳、骨髄など、リンパ節以外の場所から発生する場合もあります。がん化したリンパ球の種類によってB細胞リンパ腫、T/NK細胞リンパ腫などと分類されますが、特に頻度が高い疾患はびまん性大細胞型B細胞リンパ腫、ろ胞性リンパ腫などのB細胞リンパ腫で、全体の約8割を占めます。

　診断は腫瘍の生検による病理診断が主体となりますが、腫瘍の場所や病型によっては、病理診断が極めて困難な症例もあります。

悪性リンパ腫の原因

　「遺伝子」とは、細胞や組織、そして身体全体の設計図です（図1）。「ゲノム」とは遺伝子全体を指す言葉で、体中のすべての細胞一つひとつが同じゲノム情報を持っています。近年、遺伝子の情報が「突然変異」などによって書き換わってしまうこと、いわゆる「ゲノム異常」が、がんの原因であることが明らかとなってきました。

　ゲノム異常は放射線や紫外線、喫煙などによって引き起こされるほか、加齢によっても生じることが分かっています。悪性リンパ腫では、リンパ球に含まれる遺伝子に何らかの理由で異常が起こり、それがいくつか積み重なることで病気が発症します。どの種類のリンパ球に、どの場所で、どのタイミングで遺伝子異常が起こるかによって、リンパ腫の病型が決まると考えられています。

悪性リンパ腫に対する新しい治療薬

　悪性リンパ腫に対する治療法は、これまでは「抗がん剤治療」が一般的でしたが、最近の10年あまりで「分子標的薬」の開発が進みました。

　分子標的薬は、リンパ腫細胞に対してほぼ特異的に作用するため、従来の抗がん剤に比べて効果が高く、副作用も少ない傾向にあります。現在は、B細胞リンパ腫細胞の表面に発現するCD20抗原を標的としたモノクローナル抗体治療薬（リツキサン®、ガザイバ®、アーゼラ® など）や、ホジ

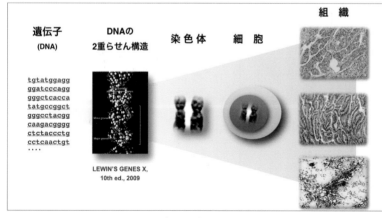

図1：遺伝子、染色体、細胞、そして組織
身体の組織はいずれも一つひとつの細胞から構成されていますが、それぞれの細胞には同じ遺伝情報（ゲノム遺伝子）が含まれています

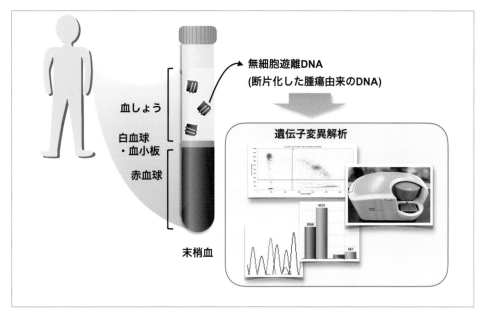

図2：悪性リンパ腫におけるリキッドバイオプシー
悪性リンパ腫患者さんの末梢血や脳脊髄液を用いて、遺伝子変異解析が可能な場合があります。将来的に、診断や適切な標的治療薬の選択、治療の効果判定などに応用できる可能性があります

キンリンパ腫や一部のT細胞リンパ腫に発現するCD30抗原に対する抗体に抗がん剤を結合させた抗体薬物複合体（アドセトリス®）などが、単剤や従来の化学療法薬との併用で使用することが可能となっています。また最近では、再発・難治B細胞リンパ腫に対して、生きたリンパ球に抗CD19抗体を人工的に発現させて体内に導入する「CAR-T療法」（キムリア®）も新たに登場しました。

一方、悪性リンパ腫の発症や進行に重要である酵素の機能を阻害する標的薬「酵素阻害剤」の開発も次々進んでおり、現在ではマントル細胞リンパ腫や慢性リンパ性白血病に対して、BTK阻害剤（イムブルビカ®）を使用することができます。

悪性リンパ腫におけるゲノム医療

悪性リンパ腫には多くの病型が存在することを先に紹介しましたが、腫瘍細胞から抽出した遺伝子を網羅的に細かく調べる技術が進歩したことにより、それぞれの病型に特徴的な遺伝子異常のパターンが明らかとなってきました。これを背景として現在では、リンパ腫の診断や治療効果を期待できる分子標的薬の選択などに、遺伝子検査を役立てる試みが広がっています。

臨床現場で遺伝子検査を行い、診断や治療方針の決定に役立てることを「クリニカルシーケンス」と呼びますが、現時点では研究段階ではあるものの、日本医療研究開発機構（AMED）における「臨床ゲノム情報統合データベース整備事業」に代表されるように、日本全体でクリニカルシーケンスを推進する動きがあります。

当科では、上記事業（堀部班、2016～2018年度）において、成人悪性リンパ腫分野の多施設共同研究における研究代表施設として積極的にかかわり、患者さんの遺伝子解析データを実臨床にいち早く応用してきました。また、当施設における遺伝子解析研究の倫理審査承認をうけ、有用と判断された患者さんにおいて、同意書を取得の上、疾患にかかわる遺伝子変異解析を行い、一部診断などに役立ててきました。

最近では、診断が困難であるリンパ腫疑いの患者さんの末梢血や脳脊髄液を用いて遺伝子変異解析を行う（図2）、いわゆる「リキッドバイオプシー」（腫瘍細胞を用いない、液体成分を用いた遺伝子変異解析）を行い、悪性リンパ腫の早期診断に役立てる試みを始めています。

また、化学療法後にわずかに残る腫瘍「微小残存病変」を、リキッドバイオプシーの手法で検出する試みも行っており、来るべきゲノム医療を見据えてより先進的な医療の実用性、有用性についての検討を積極的に進めています。

関節リウマチ診断・治療の最前線 ──関節を壊さない

リウマチ・膠原病内科
安岡 秀剛 教授
やすおか ひでかた

リウマチ・膠原病内科
胡桃沢 芽久美 助教
くるみざわ めぐみ

関節リウマチとは

関節リウマチ（RA）は、慢性に全身の多関節（手指・手・肘・肩・頸椎・大腿・膝・足・足指）に炎症をきたす疾患です。関節の滑膜（関節の内側にある膜）に炎症を起こし、「関節の痛み、腫脹（はれ）、熱をもつ、赤くなる」といった症状が出ます。進行すると骨が破壊され、「写真」のように関節が変形し、日常生活動作（ADL）の低下を招きます。また、関節以外にも肺など全身性の臓器に影響を及ぼすことがあります。原因は不明ですが、遺伝する病気ではないとされ、遺伝と環境の両方の要因が複合して発症すると考えられています。発症のリスク因子として、喫煙が知られています。長い間有効な治療法がなく、壊れていく関節についてなす術がありませんでした。近年、新たな診断方法や有効な治療法が登場し、早期に発見、治癒を目指すことが可能になっています。

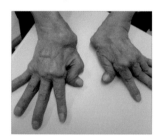

写真：リウマチによる関節の変形（手や指の関節の変形や亜脱臼）

関節リウマチの診断

診断には医師の触診（実際に関節を触ってはれや痛みがないかをみること）、血液検査、画像検査が必要になります。以前は 1987 年の関節リウマチ分類基準（表）を参考にしていました。この基準では「対称性の関節腫脹がある」「X 線検査で関節の

びらんが認められる」といった項目がありますが、基準を満たす頃には、すでに関節の破壊が進行してしまっています。

関節リウマチは、発症から約 2 年経過するまでを Window of Opportunity（治療の機会の窓）と呼んで、この時期に適切な治療を行わなければ関節破壊が進行することが分かっています。検査の進歩で、早期の診断が可能となってきました。血液検査では、抗 CCP（環状シトルリン化ペプチド）抗体が測定できるようになりました。関節 MRI（磁気共鳴機能画像法）検査は、レントゲンで骨に変化が起こっていない早期でも滑膜の炎症をとらえることができます。関節超音波検査では、滑膜の肥厚（分厚くなること）や炎症をリアルタイムに検出することができます。

2010 年には関節リウマチの新分類基準（図 1）が発表されました。この基準を参考に、1 つ以上の関節腫脹があれば、対称性でなくとも評価することが可能です。また、リウマチ因子や抗 CCP 抗体の重みづけが高いことも特徴です。加点方式で 6 点以上ならば関節リウマチと分類することができ、より早期の診断に有用です。

以下の 7 項目のうち、4 項目以上を満たせば RA と診断する。ただし、1～4 は 6 週間以上続くこと。

1. 朝のこわばりが少なくとも 1 時間以上続く
2. 3 か所以上の関節の腫脹がある
3. 手関節または中手指関節（MCP）または近位指関節（PIP）の腫脹がある
4. 対称性関節腫脹
5. 手・指の Xp 変化がある
6. 皮下結節（リウマトイド結節）がある
7. リウマトイド因子（RF）が陽性である

(Arthritis Rheum 1988;31:315)

表：1987 年関節リウマチ分類基準

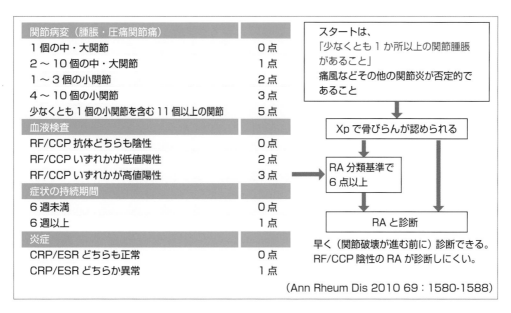

関節病変（腫脹・圧痛関節痛）		
1個の中・大関節		0点
2〜10個の中・大関節		1点
1〜3個の小関節		2点
4〜10個の小関節		3点
少なくとも1個の小関節を含む11個以上の関節		5点
血液検査		
RF/CCP抗体どちらも陰性		0点
RF/CCPいずれかが低値陽性		2点
RF/CCPいずれかが高値陽性		3点
症状の持続期間		
6週未満		0点
6週以上		1点
炎症		
CRP/ESRどちらも正常		0点
CRP/ESRどちらか異常		1点

スタートは、
「少なくとも1か所以上の関節腫脹があること」
痛風などその他の関節炎が否定的であること
↓
Xpで骨びらんが認められる
↓
RA分類基準で6点以上
↓
RAと診断

早く（関節破壊が進む前に）診断できる。
RF/CCP陰性のRAが診断しにくい。

(Ann Rheum Dis 2010 69：1580-1588)

図1：2010年関節リウマチ分類基準

関節リウマチの治療

有効な治療がなかった時代は、鎮痛薬（痛み止め）で症状を緩和していました。痛み止めには非ステロイド性消炎鎮痛剤と副腎皮質ステロイドがあります。副腎皮質ステロイドは強い鎮痛効果がありますが、長期間使用すると、さまざまな副作用に悩まされるなどの問題もありました。また、鎮痛薬は根本的な治療ではないため、関節の破壊は進行します。壊れた関節は元に戻らないため、手術という選択肢以外ありません。

しかし、1997年に合成抗リウマチ薬であるメトトレキサート、2000年以降には生物学的製剤やJAK（ヤヌスキナーゼ）阻害薬など、新たな治療法が次々と登場しました。現在、国内で使用可能な合成抗リウマチ薬は10種類以上、生物学的製剤は8種類、JAK阻害薬が3種類とさまざまな薬剤があります。関節リウマチと診断された場合、禁忌（患者さんの状態によってその薬が使用できないこと）がなければ第1選択でメトトレキサートを使用し、国内では16mg／週までの増量が可能です。メトトレキサートが使用できない場合でも、その他の合成抗リウマチ薬の使用が可能です。効果が不十分な場合は、生物学的製剤やJAK阻害薬を適宜使用していくことになります。

早期に適切な治療を行えば、寛解（関節の炎症が治まり良い状態となること）を達成することができるようになってきました。寛解には臨床的寛解（炎症所見や症状の改善）、構造的寛解（関節破壊の進行抑制）、機能的寛解（身体機能の維持）があります。適切な治療を行い、すべて達成することが理想的な目標ですが、医師・患者間で相談し、個々にあった目標を決めて3か月から6か月ごとに治療を見直していくTreat to Target（目標達成に向けた治療、図2）という治療戦略が世界共通となっています。

関節リウマチに罹患しても、定期的に治療を見直し、その時々にあった治療を受けることで、快適な日常生活が送れる時代となったのです。

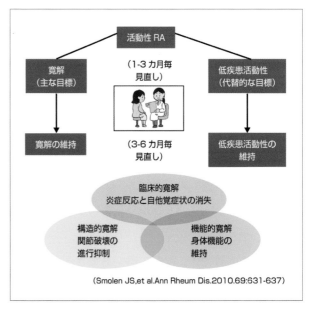

(Smolen JS,et al.Ann Rheum Dis.2010.69:631-637)

図2：目標達成に向けた治療（Treat to Target）と臨床的寛解・構造的寛解・機能的寛解

ループス腎炎、ANCA 関連腎炎に対する世界標準の治療戦略

腎臓内科
つぼい なおたけ
坪井 直毅 教授

腎臓内科
はせがわ
長谷川 みどり 教授

腎臓内科
はやし ひろき
林 宏樹 准教授

ループス腎炎、ANCA 関連腎炎とは？

　本来、体に侵入した細菌やウイルスなどの敵に攻撃をしかける免疫システムに異常が生じて、自分自身の体の一部を敵と間違え、攻撃してしまう自己免疫疾患の１つです。ループス腎炎や ANCA 関連腎炎では、尿をつくる臓器である腎臓が、自分自身の免疫によって攻撃にさらされてしまうのです。いずれも国の難病に指定されており、一定の重症度を満たせば国・自治体から医療費の助成が受けられます。

一般的な治療と予後（回復経過）

　自分自身の体の一部に攻撃をしかける異常な免疫（自己免疫）を抑えるために、約半年間は
かんかいどうにゅうりょうほう
寛解導入療法と呼ばれる集中的な強い治療を行い、その後長い時間をかけ治療を強化する寛解維持療法に移行します。なかには命にかかわる重症の患者さんもいますが、年々治療による成績は向上し、多くの患者さんが治療を続けながらも、一見病気が治ったかのような寛解と呼ばれる状態に落ち着きます。

　治療の中心になるのは、今も昔もステロイド薬と呼ばれる炎症を鎮める薬です。ただし、長期にわたり大量のステロイド薬を服用すると、易感染性（病
いかんせんせい
原体に対する抵抗力が落ちて感染症にかかりやすく
こつそ　　　　しょう
なる）、骨粗しょう症、糖尿病、動脈硬化症といった望ましくない作用（副作用）によって、生活の質が低下したり寿命が短くなったりします。

　そのため当院では、病気の勢いをできるだけ早く抑えつつも、副作用を最小限に抑えるための世界標準の治療にいち早く取り組んでいます。加えて、医師が目指すべき診療の指針である「診療ガイドライ

ン」の作成メンバーに加わり、日本の医療をリードしています。

世界標準の治療：ループス腎炎

　私たちは患者さんの腎臓や命を守るだけではなく、何十年も先の生活の質を保ち、合併症を最小限にする治療に取り組んでいます（図１）。そのために高用量のステロイド薬だけに頼らず、寛解導入療法の早期からミコフェノレート酸モフェチル
エムエムエフ
（MMF）という免疫を抑える薬（免疫抑制薬）を併用します。MMF は従来の免疫抑制薬と違い、発がん性や無月経・無精子症（子どもができにくくなる）の危険性が少なく、内服で治療できることも利点です。

　また、免疫抑制薬と同時にヒドロキシクロロキンという薬も服用していただきます。この薬はもともとマラリアという病原体に対する治療薬ですが、免疫を調整する作用があり、ループス腎炎にも効果があることが知られています。感染症を減らしたり、血栓症を予防するなど多面的な作用を有し、寿命を延ばす効果も期待されています。

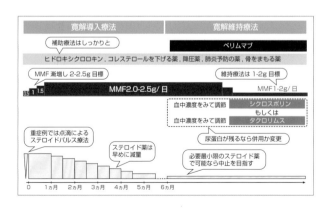

図1：ループス腎炎の最新治療

寛解維持療法期に服用するステロイド薬は、病気の勢いのコントロールのために必要最小限とし、可能な場合には完全に中止を目指します。Bリンパ球という白血球に、間接的に作用し抗体の産生を抑える新薬であるベリムマブは、病気の勢いを抑え、再発予防やステロイド薬のさらなる減量が期待できることから積極的に併用しています。

世界標準の治療：ANCA関連腎炎

ANCA関連腎炎の治療の目的は腎臓の炎症を鎮め、低下した腎臓の働きを回復することです。しかし、時に腎炎だけではなく、肺からの出血を伴うなど重症例の場合は、救命を最優先し、患者さんの血液の一部と、健康な方からの献血で得られた血液の一部を入れ替える血漿交換療法（図2）を行います。この治療は病気の原因物質であるANCAを除去し、不足している物質を補う治療法です。

寛解導入療法は高用量のステロイド薬だけに頼らず、シクロホスファミドの点滴治療か、リツキシマブの点滴治療のいずれかを選択します。シクロホスファミドは抗がん剤の一種で、ANCA関連腎炎の治療に関して最も実績が豊富な薬です。しかし、治療が長期に及ぶと発がん性が懸念されるため、半年を目途にアザチオプリンという免疫抑制薬の服用か、リツキシマブの点滴治療に移行します。リツキシマブはBリンパ球という白血球に直接作用して、

抗体の産生を抑える薬です。寛解導入療法では週1回のペースで計4回点滴治療し、以降の寛解維持療法は半年ごとに1回点滴治療します。

ANCA関連腎炎は比較的高齢な方に発病するので、寛解維持療法期に服用するステロイド薬は、病気の勢いのコントロールのために必要最小限とし、治療に伴う感染症に厳重な注意を払いながら診療しています（図3）。

長期予後を見据えた補助療法の徹底

ループス腎炎やANCA関連腎炎が長く経過すると、腎臓の働きが低下することや治療の副作用によって、心臓病や血管病、骨粗しょう症といった合併症に苦労することがあります。そのため私たちは腎炎だけにとらわれるのではなく、患者さんの将来を見据え、早い段階からコレステロールの異常や高血圧に対する治療、肺炎の予防、骨を丈夫にする治療などの補助療法を徹底して行っています（図1、図3）。

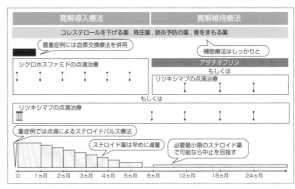

図3：ANCA関連腎炎の最新治療

医療コラム
侵襲を伴わない診断法の確立

現状では腎生検（局所麻酔下に腎臓の組織を細長い針で採取して顕微鏡で観察する検査）がループス腎炎やANCA関連腎炎の診断に不可欠です。坪井直毅教授は、腎臓の炎症をきたす細胞から複数の物質が尿に漏れ出すこと、その量とループス腎炎やANCA関連腎炎の重症度が関連することを発見し、新聞にも掲載されました。患者さんに負担のない検査として、世界の腎臓病診療の場で実用化することを目指しています。

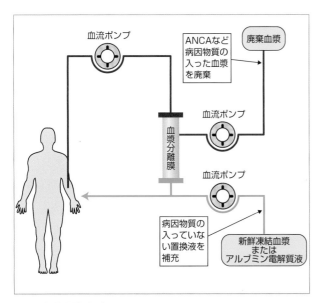

図2：血漿交換療法

脊髄刺激療法による
パーキンソン病の痛みの改善

脳神経内科
渡辺 宏久 教授
（わたなべ ひろひさ）

麻酔科
柴田 純平 准教授
（しばた じゅんぺい）

パーキンソン病の痛みの頻度

　パーキンソン病において、ふるえ、筋や関節のかたさ、動作の遅さ、バランスの悪さなど運動症状を認めることはよく知られています。

　一方、代表的な非運動症状としての痛みの出現頻度も高く、以前、国内の19施設で行った痛みの調査では、パーキンソン病の患者さんは78.6%、病気を持っていない方は49.0%と、パーキンソン病の患者さんで高頻度に痛みを認めました。特に腰から背中にかけての痛みが多いことが特徴でした。痛みは生活の質の低下に大きく影響するため、適切な治療が必要となります。

パーキンソン病の痛みの治療

　パーキンソン病での痛みの原因は複数あるため、まずは痛みの原因が何かを明らかにし、原因に応じた治療方法を選択します。

　運動機能の悪いとき（薬の効果が切れているとき）に痛みを認める場合には、まず運動症状に対する内服を調整し、薬の効果が持続することで痛みが消失する患者さんがいます。また、筋肉や骨の痛み、皮膚の痛みに使用する非ステロイド性の痛み止めなどが、神経自体を圧迫している痛みに対しては、プレガバリンと呼ばれる薬や抗うつ薬などが用いられることがあります。こうした治療に抵抗性の痛みが現れる患者さんに、脊髄刺激療法が有用な場合があります。

脊髄刺激療法とは

　脊髄刺激療法は、体内に埋め込まれた装置から脊髄に微弱な電気刺激を送ることで、痛みの信号が脳に伝わりづらくなり、その治療効果を発揮すると考えられています。脊髄に刺激を与えるために、脊髄と背骨の間にある硬膜外腔と呼ばれる隙間にリードと呼ばれる導線を入れ、導線に電気振動を伝えるペースメーカーと類似した刺激装置を腰などに埋め込みます。

　手術は、2回に分けて行い、1回目は、リードのみを挿入して痛みが軽くなるかを確かめる試験刺激を行い、効果が確認された場合には、本手術で装置を埋め込みます。装置を埋め込んだ後は、調整用の機器を使って、刺激を調整することで痛みをコントロールしていきます。

脊髄刺激装置の特徴

　現在、用いられる刺激装置は、以前に比べてずいぶん小型化されています。その重さは30g程度と大変軽量で、患者さんの負担軽減につながっています。また、体の向きによって刺激の位置や程度が変わらないような仕組みも有しているため、安定した治療効果を期待できます。これらの機器によって神経や脊髄が傷つくことはありませんし、必要に応じて埋め込んだ機器を抜いて、元の状態に戻すこともできます。

　生死にかかわるような危険性は極めてまれですが、①治療効果が不十分である、②刺激の位置のズレが生じてしまい治療効果が減ってしまう、③刺激自体が不快に感じる、④埋め込んだ場所の違和感が出る、⑤局所の感染が起こる場合などがリスクとして考えられます。詳しくは担当医にお尋ねください。

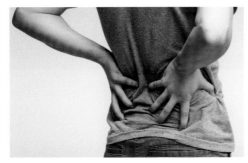
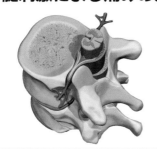

パーキンソン病で認める痛みの特徴とその治療

痛みで悩むパーキンソン病患者さんは実は大変多いという事実

78.6%

パーキンソン病の痛みの頻度

腰から背中

痛みの多く出現する部位

脊髄刺激による痛みの治療と期待されるプラスアルファの効果

脊髄と背骨の間にある硬膜外腔（こうまくがいくう）と呼ばれる隙間に刺激装置を埋め込みます。

現行治療で痛みに対する効果の出ない患者さんにとっては、かなり期待のできる治療です。

パーキンソン病の歩行障害やすくみ足などにも合わせて効果を認めないかを研究しています。

図1：パーキンソン病で認める痛みの特徴とその治療

脊髄刺激療法の効果

脊髄刺激療法によって、どの程度痛みが和らぐのかは患者さんによって異なります。一般には痛みの程度が50％以下になると治療効果があると考えられています。治療効果の持続期間も患者さんによって異なります。1回目の手術の試験刺激のときに、治療効果を確認することが大切です。いずれにしても、現行の治療で痛みに対する効果の出ない患者さんにとっては、かなり期待のできる治療であると位置づけられています。

脊髄刺激療法の最近の話題

脊髄刺激療法自体は決して新しい手法ではありません。開発されてから30年以上が経過し、国内でも1992年から保険適用になっています。では、何故、あらためてパーキンソン病に対して脊髄刺激療法なのでしょうか？

この理由として、ここ数年の研究で、脊髄刺激療法が歩行障害や運動症状全般にも有用である可能性が報告されてきたことが挙げられます。もちろん、痛み以外の治療を目的で脊髄刺激療法を行うことはないのですが、痛みの改善に加えて、パーキンソン症状の改善も期待できる可能性があるのです。現在、私たちは運動症状の改善効果について、痛みと併せて評価しているところです。

脊髄刺激療法の実際

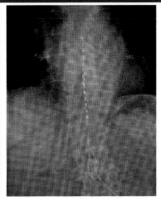
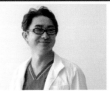

手術は局所麻酔で、リードの位置をリアルタイムで確認しながら行います。うつ伏せの状態でおおよそ1.5〜2時間ほどで終わります。

図2：脊髄刺激療法の実際

医 療 コ ラ ム

最善で最新の治療提供のために

私たちは、最新で最善の医療を提供できるように努力を重ねています。パーキンソン病に対する脊髄刺激療法は、難治性の痛みの改善を期待できるだけではなく、運動症状の改善効果も期待できる可能性があるため、最近、とても注目されています。その効果を客観的に明らかにするとともに、どのような患者さんに有用であるのかについて着目して研究も進めています。

多職種連携による個々の患者さんに適した糖尿病個別化治療

内分泌・代謝内科
鈴木 敦詞 教授
すずき あつし

内分泌・代謝内科
清野 祐介 講師
せいの ゆうすけ

糖尿病を早くしっかり治すために

　糖尿病は血糖値が高いために血管合併症（血管が詰まり血液が流れなかったり、やぶれて大出血を起こしたりすること）を引き起こす病気です。血糖値がかなり高くならないと症状が現れないために早期発見が難しいのです。

　そのため健康診断などを受けていない方の中には、血管合併症の症状が進んでしまってから糖尿病を指摘される場合もあります。また、血糖値が一時的によくなったために安心してしまったり、時間がなかなかとれなかったりして病院への通院を中止してしまうこともあります。そのような場合、次に病院を受診したときには血管合併症がかなり進行していることがあります。糖尿病を早く発見し、治していくためには、患者さんに自分の体のことをきちんと知っていただくことや、周りの人のサポートを受けることが大切になります。

糖尿病の合併症を増やさないために

　糖尿病になると合併症と呼ばれる病気が増えやすくなります。特に血糖値の影響を受けやすい神経障害、（眼の）網膜症、腎症を糖尿病の3大合併症といいます。
もうまくしょう　じんしょう

　当院では、医師による定期的な検査のほかに、糖尿病療養指導士や糖尿病看護認定看護師、管理栄養士などのメディカルスタッフが療養のお手伝いをする専門外来を設けています。例えば、足の病気がないかどうかのチェック（フットケア）や、腎症を悪化させないための指導（透析予防指導）をしっかり時間をかけて行っています。これらの合併症は、自覚症状があまりなく、自分では気づきにくいので、専門スタッフによるチェックや指導が特に効果的です。また、外来の待ち時間に独自で開発した簡単なアンケートや検査結果をもとに、スムーズに公衆衛生看護科外来受診ができるようになっています。

糖尿病の入院治療で行うこと

　当院では、はじめて糖尿病と言われた方、糖尿病の合併症が見つかった方、手術前に血糖値が高く血糖値を下げる必要がある方などを対象に糖尿病の入院治療を行っています。

　糖尿病の入院では、まずどのような理由で血糖値が上昇したかを医師・メディカルスタッフ・患者さんで一緒に考えていきます。血糖値が上昇する理由はさまざまですが、膵臓が傷んで血糖値を下げるのに重要なインスリンが出ない場合や、実はがんが隠れていたという場合もあります。そのため糖尿病の合併症の程度を確認しながら、膵臓の働きを含めた全身の検査を行います。
すいぞう

　糖尿病では、生活習慣のリズムと身体のリズムがずれていることが多いので、食事・運動を含めた生活のリズムを整える工夫をしていきます。また、薬が必要な場合には、個人個人の体に合った薬を必要最小限の種類と量で考えていきます。

個別化治療に役立つ糖尿病療養指導カードシステム®

　患者さん一人ひとりの病状に合わせて治療を行うために、当院では日本糖尿病協会が制作した糖尿病療養指導カードシステム®（カードシステム）を導入しています（写真1）。

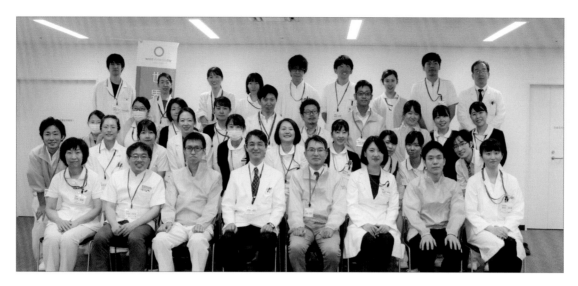

写真2：世界糖尿病デーイベント

入院1日目に患者さんから担当看護師が生活面の情報収集を行い、スタッフ間で情報が共有されます。それにより、日によって指導するスタッフが替わっても、患者さん個人の課題がすぐに把握できるようになりました。集団糖尿病教室と糖尿病療養指導カードによる個別指導を組み合わせることで、さらに充実した糖尿病教育を実施しています。

また、土日祝日の糖尿病指導も効率よく行われるようになりました。退院時には、入院中のカードシステムによる指導内容のチェックリストと問題点を列記したものを、糖尿病連携手帳につけて患者さんにお渡しし、外来や紹介先の病院での診療にスムーズにつなげています。患者さんはお薬手帳と一緒に糖尿病連携手帳を携帯していただくと、眼科や歯科をはじめとする他医院を受診する際に、確実に現在の糖尿病の状況が伝えられます。

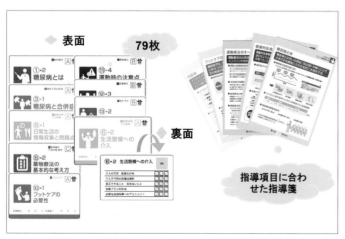

写真1：糖尿病療養指導カードと説明用パンフレット（提供：日本糖尿病協会）

糖尿病ケアサポートセンターを窓口とした診療連携

当院には、糖尿病に関する治療の窓口として糖尿病ケアサポートセンター外来があります。かかりつけ医の先生や、ほかに治療中の病気のある方について、スムーズに治療を受けていただくための窓口です。

当院では、公衆衛生看護科という看護外来部門があり、専門外来の診療にかかわっていますが、糖尿病ケアサポートセンター外来では、糖尿病に特化して病院内外からの相談やタイムリーな治療の手配を行っています（図）。

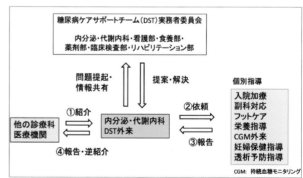

図：糖尿病ケアサポートセンターと業務の流れ

また、糖尿病ケアサポートチームでは、地域の皆さんへの情報提供のために、世界糖尿病デーにあわせた市民公開講座（写真2）を年1回実施しています。糖尿病患者さんの会「ふじた庵」を通じて、より正確で有益な健康情報をお伝えするための取り組みを行っています。

一般外来から救急まで、原因不明の内科的疾患に対応

救急総合内科
いわた みつなが
岩田 充永 教授

診断を通して適切な診療科へ

大学病院は、高度先進医療を担っています。専門性を究めるため、臓器別に診療科が細かく分かれているのが特徴です。一方で、初診や救急での搬送・来院の場合、どの診療科に該当するのかを見極めなければなりません。

人間の体は、さまざまな臓器が複雑に関連し合ってその機能を果たしています。1つの臓器に障害が起きると、離れた他の部位に症状が出ることもあり、診療科を特定することは容易ではありません。

当院には「1か月以上微熱が続いている」「体重が急激に減った」など、原因不明の症状を訴える患者さんが多く訪れます。ほかの医療機関で診断がつかず、転院紹介されるケースもあります。

このように受診すべき診療科がはっきりしない場合や、複数科にわたる可能性がある患者さんを担当するのが救急総合内科です。臓器にとらわれず、全身を総合的・横断的な視点で診断し、適切な診療科へと引き継ぐ役割を持ちます。

一刻を争う現場での高い診断能力

「患者さんが抱える複雑な内科的疾患をすべて診ることができる」のが救急総合内科です。高い診断能力で、初診外来、救急外来（ＥＲ）、集中治療室、病棟と幅広い部門で活躍しています。

救急外来（ＥＲ）がある総合救命救急センターには、生命の危機にひんしている重篤な患者さんが絶えず救急搬送されてきます。2018年度の救急車受け入れ台数は9600台以上、1日に換算すると30台弱という多さです。とくに当院は、地域医療を支

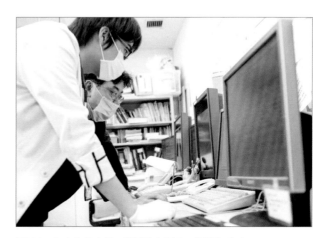
写真1：全身を統合的・横断的な視点で診断します

える大学病院として「24時間365日休制の断らない救急医療」を掲げており、救急搬送から徒歩での来院まで重症・軽症問わず、あらゆる患者さんを受け入れています。それらすべての患者さんを診察し、治療の方向性を決めるのも当科の役目です。

時には救急搬送が重なり、複数の患者さんを同時に診なければならないことがあります。救急の現場は一刻を争います。この患者さんはどんな病気なのか、優先すべき治療は何なのか、どこから専門医に引き継ぐべきなのか、一人ひとりを迅速かつ的確に判断する能力が求められます。

救急医療に欠かせない内科医の存在

かつて救急といえば、交通事故やスポーツなどによる外傷の治療が主で、外科医が中心となって運営していました。しかし、高齢化が進むにつれ、脳卒
しんきんこうそく
中や心筋梗塞などの内科的疾患による搬送が多くを占めるようになり、救急の知識と技能を身につけた総合内科医が欠かせない存在になっています。とくに内科的疾患は軽症に見えても重篤な疾患が潜んで

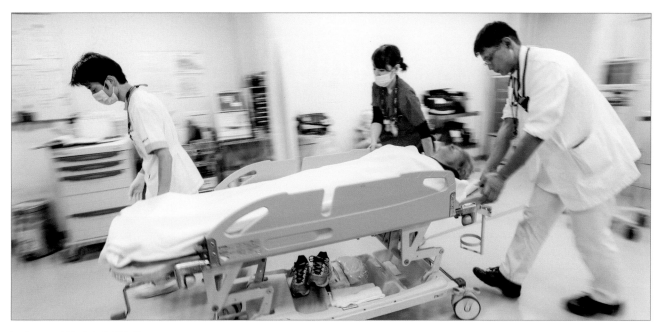

写真２：一刻を争う患者搬送

いる場合があり、「熱がある」と徒歩で来院したからといって軽症とは限りません。

当科には救急専門医が10人以上、全体で30人以上の医師が在籍しています。救急外来（ＥＲ）では、内科診断学に精通した救急専門医をリーダーに、研修医や医療スタッフがチームを組み、ありとあらゆる可能性を考えたうえで診断や初期治療、集中治療を行うことで、高い救命率を実現しています。

各診療科との調整役

ある病気にとっては良い治療でも、その人が持っている別の病気にとっては都合が悪い場合があります。とくに高齢者は複数の疾患を抱えていることが多く、真の原因はどこにあるのか、緊急性が高いのか、どの診療科に引き継ぐのかを的確に判断しなければなりません。このような場合の調整役も私たちの大切な仕事です。

高度先進医療は、生命の危機的状態を脱してこそ行えるものです。まずは診断をつけ、その人に最適な治療や診療科を選択することが必須と考えます。

「全人的な医療」を目指して

当科が目指すのは「全人的な医療」の実践です。「全人的」とは、患者さんの身体面だけでなく精神面を含めてその人全体を診ることです。

病気が引き起こる背景には、食生活や喫煙歴、年齢、ストレス、持病、家庭環境、生活スタイルなどさまざまな要因が絡んでいます。それらを踏まえたうえで治療を進めることが、最善の結果につながると考えています。ゆえに総合内科医には、コミュニケーション力が欠かせません。患者さんや家族への聞き取り、他科との連携には信頼関係が必要だからです。

当院には40の診療科があり、それぞれの専門医が最新の医療を提供しています。彼らが専門性を究めたスペシャリストだとしたら、広範囲をカバーする救急総合内科はジェネラリストだといえます。このジェネラリストを追究し、「全人的な医療」を実践することこそが、私たちの使命だと考えています。

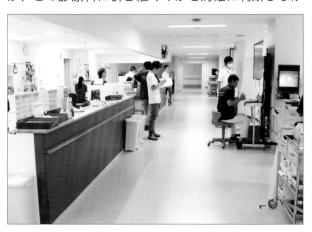

写真３：総合救命救急センター内

がんの臓器横断的治療

臨床腫瘍科
河田 健司（かわだ けんじ）教授

臓器横断的がん薬物療法とは

「がんの臓器横断的治療」とは、原発巣やがん種にかかわらず、バイオロジーに基づいて薬剤選択を行う治療のことです。現在、国内では、MSI-高値の固形がんに対するペンブロリズマブ療法と、NTRK融合遺伝子陽性の固形がんに対するエヌトレクチニブ療法が行われています。

MSI-高値の固形がんに対するペンブロリズマブ療法

DNA複製の際に生じる異常を修復する機能の低下を「マイクロサテライト不安定性」といいます。

そしてマイクロサテライト不安定性が高頻度に認められる場合を「MSI-高値」といいます。MSI-高値の頻度はがん種により異なります[1]（図1）。MSI-高値の固形がん患者には、原発部位にかかわりなく「PD-1抗体」であるペンブロリズマブの治療が適応となります。治療効果は12種類の固形がん、86症例の結果が報告されており、奏効率が53％、完全奏効率が21％と良好な結果でした[1]。

MSI検査は腫瘍組織で検査が行われます。検査費用は21,000円です。保険診療で検査が行われますので、70歳未満なら3割の6,300円、70歳以上なら1割の2,100円の負担となります。

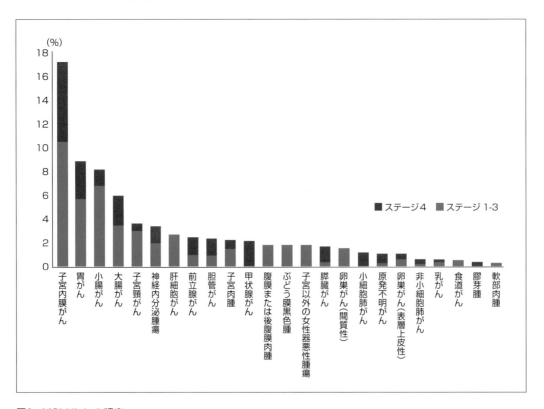

図1：MSI-Highの頻度
(Le DT, Durham JN, Smiyh KN et al. Mismach repair deficiency predict response to PD-1 blockade. Science 2017; 357(6349): 409-413)

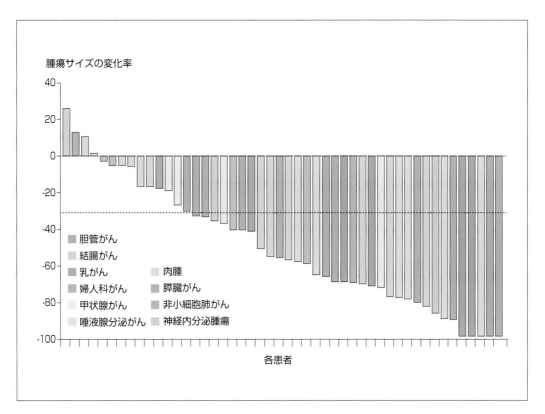

図2：エヌトレクチニブの治療効果
(Robert C Doebele, Alexander Drilon, Luis Paz-Ares, et al. Entrectinib in patients with advanced or metastatic NTRK fusion-positive solid tumours: integrated analysis of three phase 1-2 trials. Lancet Oncol 2020; 21: 271-82)

NTRK 融合遺伝子陽性の固形がんに対するエヌトレクチニブ療法

正常な NTRK（神経栄養受容体チロシンキナーゼ）遺伝子が他の遺伝子と融合し、NTRK 融合遺伝子が形成されると、TRK 融合蛋白（たんぱく）が生成され、がんシグナル伝達経路を持続的に活性化します。エヌトレクチニブはシグナル伝達を抑制し、がん細胞増殖抑制効果を示す新薬であり、NTRK 融合遺伝子が認められるすべての固形がんに治療が適応となります。

NTRK 融合遺伝子は幅広いがん種に認められますが、その頻度は数％以下と低いです。しかし乳児型線維肉腫（にくしゅ）、乳腺分泌がん、唾液腺分泌がん、先天性間葉芽腎腫（かんようがじんしゅ）などの一部のまれな腫瘍には高頻度に認められます。エヌトレクチニブによる治療効果は 54 症例の結果が報告されており、奏効率が 57％と良好な結果でした[2]（図 2）。主な副作用は便秘、味覚障害、下痢、めまい、倦怠感（けんたいかん）、末梢性浮腫（まっしょうせいふしゅ）、貧血、クレアチニン上昇などがありました。

NTRK 融合遺伝子検査は腫瘍組織で検査が行われます。現状では NTRK 融合遺伝子検査単独の検査は行われていません。「がんゲノムパネル検査」の検査項目の中に NTRK 融合遺伝子検査が含まれるため、「がんゲノムパネル検査」を行っていただく必要があります。「がんゲノムパネル検査」の検査費用は 560,000 円です。保険診療で検査が行われますので、70 歳未満なら 3 割の 168,000 円、70 歳以上なら 1 割の 56,000 円の負担となります。

【参考文献】
1）Le DT, Durham JN, Smiyh KN, et al. Mismach repair deficiency predict response to PD-1 blockade. Science 2017; 357(6349): 409-413
2）Robert C Doebele, Alexander Drilon, Luis Paz-Ares, et al. Entrectinib in patients with advanced or metastatic NTRK fusion-positive solid tumours: integrated analysis of three phase 1-2 trials. Lancet Oncol 2020; 21: 271-82

認知症の早期鑑別診断を適切に実施し、安心につなげる

認知症・高齢診療科
武地 一 教授
（たけち はじめ）

認知症には何種類もの病気があります

2025年には65歳以上の5人に1人が認知症という割合になると推測されており、とても多い病気です。

認知症にはアルツハイマー型認知症、脳血管性認知症、レビー小体型認知症、前頭側頭型認知症などが含まれ、中でもアルツハイマー型認知症が半数以上を占めるとされています。しかし、認知症の症状を呈していても、甲状腺機能低下症、ビタミンB12欠乏症などのように内科的な病気が原因の場合もあり、このようなときは、ホルモンやビタミンを補充することで改善します。認知症を疑った場合、どのような原因か、確認することが大切です。

認知症の前駆段階とその見極め

認知症が始まってもいきなり重い症状になるわけではなく、数年間、前駆期があることがほとんどです。正常加齢よりは明らかに認知機能が低下しているものの、認知症と診断するよりも軽い状態を軽度認知障害（mild cognitive impairment: MCI）と呼びます。認知症の予備群と言うこともあります。どのような病気でも、ごく初期段階で見極めるのは難しい場合が多く、専門的な診察や検査が求められます。CTやMRIといった脳形態画像に加え、精密な認知機能評価が重要です。

認知機能の精密検査

認知機能の精密検査というと、難しいテストを受けるようで抵抗感があるかもしれませんが、当科では、精密でありながら、受けてみて楽しいと思えるような検査を心がけています。ちょっとしたゲームを行っているような感覚で受けることができます。ただし、脳の働き具合を精密にみるということは、脳の各部位、つまり、海馬・側頭葉、頭頂葉、前頭葉などで分業されている認知機能を評価することになり、実際に行うことは専門性の高い内容になります。

具体的には新しい出来事を記憶する力（近時記憶）、計画的に物事を実行する力（遂行機能）、空間的な配置を認識する力（視空間認知機能）、言葉を理解したり話したりする力（言語機能）などです。絵を見て覚えたり、積み木を組み立てたり、一筆書きのように線をつないでいったりします（写真）。これらの検査によって、正常加齢と認知症の間のどのような段階にあるのかを診断します。

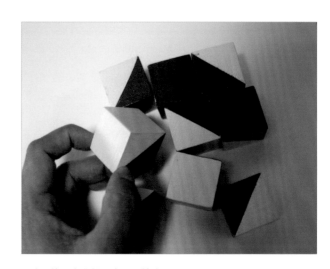

写真：積み木を組み立てる検査

運転免許の継続可否や独居の可能性の見極めにも

現在、75歳以上の高齢者は運転免許の更新時に認知機能検査を受けることが必須となっています。免許センター等で実施される簡易的な認知機能検査

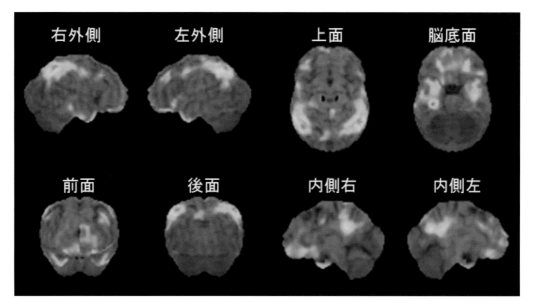

図1：アルツハイマー型認知症の場合の脳血流シンチ画像

で合格点に満たなかった場合、免許を自主返納するか、運転継続が可能かの見極めを行うため、専門医療機関を受診するかなどの判断を求められます。

ここで前記のような認知機能の精密検査を受けた結果、正常もしくは軽度認知障害（MCI）と診断された場合は、運転の継続が可能です。しかし、認知症と診断された場合は、これを1つのよい機会と捉え、運転を諦め、認知症とともに上手に過ごすにはどうすればいいのかを一緒に考えていきます。

また、認知機能は、銀行や年金などの手続き、買い物や調理などの日常生活にも密接に関連しているため、認知機能の精密検査をすることで、日常生活にどのような注意が必要なのか、そして、ある程度以上低下していた場合は、1人での生活を継続することが可能なのかなどの目安にもなり、この点でも検査の結果は、暮らしのコツを得るためにも重要です。

当科では、家族の心配ごとを聞き取ったり、介護保険サービス等の情報提供などを行ったりもしています。気軽にご相談ください。

画像検査も併用して

どのような認知症のタイプなのか、より正確に見極めるために、認知機能の精密検査やCT、MRIのほか、脳血流シンチ、MIBGシンチなどを行います。脳血流シンチでは脳の細かな血流を測定することで、活動が低下している脳の部位を検知することが

でき、そのパターンによって、アルツハイマー型認知症が始まっているかなどの病型を正しく見極めることに通じます（図1）。

MIBGシンチは心臓の交感神経機能などをみるために行われていた検査ですが、認知症の中で3番目に多いとされるレビー小体型認知症の鑑別診断に役立ちます（図2）。

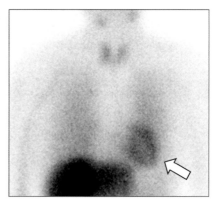

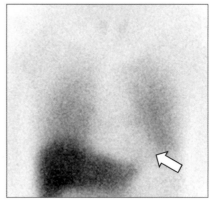

図2：MIBGシンチの結果。正常であれば心陰影（矢印）が描出されるが（上図）、レビー小体型認知症では描出されなくなることが多い（下図）

統合失調症の集学的治療

精神科
岩田 仲生 教授

精神科
岸 太郎 准教授

統合失調症とは

統合失調症は、約100人に1人が発症する一般的な精神疾患です。多くの患者さんは10〜20歳代で発症しますが、女性は閉経期前後で発症することもあります。

誰もいないのに声が聞こえる、誰かに支配されている、他人から被害を受けている、場に合った感情の表出ができない、意欲が出ない、集中力が保てない、などの症状が出現します。治療によってこれらの症状が改善しても、治療を中断すると高い確率で再発することが知られています。そのため、統合失調症は継続的治療が必要です。

治療は、診療ガイドラインや最新の信頼のできる研究結果に基づいて行うことが推奨されています。統合失調症の治療法は、薬物治療（主に抗精神病薬）と非薬物治療（主にパルス波治療機による修正型電気けいれん療法）に大別されます。

統合失調症の薬物治療

薬物治療の大黒柱は抗精神病薬です。抗精神病薬は、激しい症状を改善するだけでなく、再発予防効果もあります。一般的な症状を改善した薬を、再発予防のために、症状が治まった後も継続します。そのため、最初から患者さんの将来を見据えて主治医と一緒に安全性の高い薬を選ぶことが大切です。

各抗精神病薬には特徴的な副作用（手が震える、体が動きにくい、ソワソワする、眠い、太る、口が乾く、月経が来ない、勃起しないなど）があります（図1）。

薬の形（剤型）

薬の形には錠剤、液剤、舌下錠、貼付剤、持効性注射薬などがあります（図2）。患者さんの嗜好や生活に合った剤型を選ぶことができます。

例えば、錠剤、液剤、舌下錠、貼付剤は毎日服用する（貼り変える）ことが必要ですが、持効性注射薬は薬の種類によりますが、2〜4週間分の薬を一度におしりか肩に注入する治療方法です。薬の飲み忘れを心配する必要がなくなります。このような剤型の違いについても、患者さんのご希望を主治医に伝えてください。

錠剤、細粒
・水と一緒に内服する

液剤、口腔内崩壊錠（OD錠）、舌下錠
・水なしでも服用できる

貼付剤
・皮膚に貼る
・投与忘れや重複投与を確認できる

持効性注射薬
・1回の注射で2〜4週分の効果が続く

図2：抗精神病薬の薬の形

クロザピン

複数の抗精神病薬で治療したのに、十分な効果が得られなかった患者さん（治療抵抗性統合失調症と呼ばれます）にはクロザピンという薬があります。

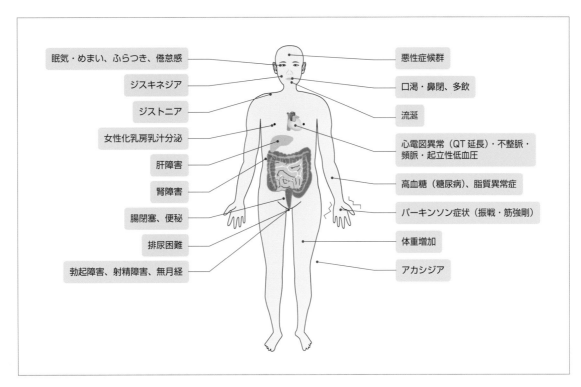

眠気・めまい、ふらつき、倦怠感
ジスキネジア
ジストニア
女性化乳房乳汁分泌
肝障害
腎障害
腸閉塞、便秘
排尿困難
勃起障害、射精障害、無月経

悪性症候群
口渇・鼻閉、多飲
流涎
心電図異常（QT延長）・不整脈・頻脈・起立性低血圧
高血糖（糖尿病）、脂質異常症
パーキンソン症状（振戦・筋強剛）
体重増加
アカシジア

図1：抗精神病薬の副作用

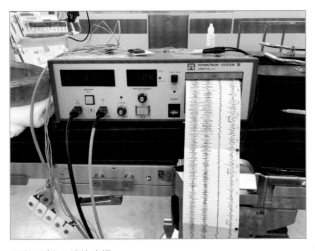

写真：パルス波治療機

クロザピンは治療抵抗性統合失調症患者さんに有効であることが科学的に証明されている唯一の薬です。

一方でクロザピンは心臓や血液細胞などへの命にかかわる副作用が知られており、厳格なルールに則った使用が義務付けられています。

パルス波治療機による修正型電気けいれん療法

パルス波治療機（写真）による修正型電気けいれん療法は、通電により脳内にけいれん発作を起こし精神症状の改善を図ります。実際に患者さんがけいれんしないように、手術室で全身麻酔をかけ、患者さんの健康状態をしっかり観察しながら行います。

この治療方法は、薬物治療の効果が待てないような緊急性のある患者さん、薬物治療に効果不十分な患者さんに対して科学的に有効性が証明されている治療方法です。

統合失調症と診断されたら

長期的な薬物治療が必要になることが多いので、安全性の高い薬を選ぶことが大切です。ご自身の健康状態に注目し、「おかしいな？」と感じたら主治医に相談してください。また、さまざまな薬の形がありますので、患者さんの生活スタイルにあった薬の使用方法を見つけてください。もし、治療を受けているにもかかわらず症状の改善がない患者さんは、まず、規則的に服薬できているかを確認してください。服薬忘れがあるようなら、持効性注射薬に切り替え、それでも症状の改善がない場合は、修正型電気けいれん療法やクロザピンの使用も検討されるのが良いと思います。

私たちは、国内の統合失調症診療ガイドラインの作成にかかわっており、また、ガイドラインに使用されるような研究を日々行っています。当院では、前述した治療を行っています。お困りのことがありましたら、いつでもご相談ください。

キーワードは "子どもの総合診療医"

小児科
吉川 哲史 教授
よしかわ　てつし

はじめに

私たち藤田医科大学の小児科は、"子どもの総合診療医"をキーワードとして、軽い病気から重い病気まで、さまざまな子どもの病気に幅広くかつ専門的な知識を持った小児科医集団が治療に取り組むためのone teamです。親御さんにとって、またかかりつけ医の先生方にとって、どんな病気でも子どもの病気は心配なことに変わりはありません。さらに、子どもたちが苦しむ姿を見るのは非常につらいものです。ですので、私たちはどんな病気のお子さんでも、ベストな診療ができるようさまざまな分野の小児科専門医をそろえ、常に子どもと親御さんに寄り添った治療を行うことを目指しています。

以下に、それぞれの疾患領域の診療対象となる病気の説明や、私たちが行っている最新治療の一端を紹介しますので参考にしてください。

小児アレルギー・免疫疾患

アレルギー疾患の中で特に食物アレルギーの診療と研究に力を入れています。私たちのグループが作成している「加工食品のアレルゲン含有量早見表」を活用し、アレルギーがあっても完全除去とはせずに、食べられる範囲の加工品から摂取をすすめ、子どもたちの食生活の質を改善しつつ治癒を目指して診療を行っています。

臨床研究として以前から取り組んでいる企業と共同で独自に開発したアレルゲン性を下げた食品を用いて、安全で効果的な食物アレルギーの治療法開発も進めています。食物アレルギーの一般的な治療では症状が改善せずお困りの方はぜひ相談してください。

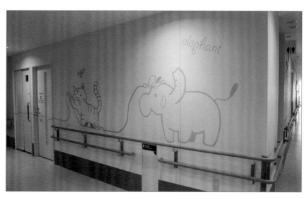

写真：小児病棟

小児循環器

小児循環器分野では「胎児から職場まで」をテーマとして、以下のような特色を持った診療を行っています。

1）胎児心エコー外来
2）治療抵抗性川崎病の集学的治療（乳児から安全な血漿交換療法）
　　けっしょう
3）心筋症の再生医療（経皮経冠動脈的に幹細胞を移植する再生医療（準備中））
4）遺伝性心疾患（QT延長、Brugada、Marfan、Ehlers-Danlos症候群など）
5）成人先天性心疾患外来。子どもから成人まで、さまざまな心臓の病気に対して最新の医療を提供しています。

小児腎疾患

子どもの腎臓病は成人とは異なる点がいくつもあります。当科では、胎児期（生まれる前）から学童期までにみつかる、先天性・遺伝性疾患、ネフローゼ症候群や慢性糸球体腎炎などさまざまな腎臓病について、日本小児腎臓病学会から出版されている各
まんせいしきゅうたいじんえん

種の診療ガイドラインに基づく診療だけではなく、成長や発達などの子どもの特質や、同じ病気でも個人によって大きく異なる病状に合わせたテーラーメイド（個人の特質に合わせた）診療を提供します。

先天代謝異常症

先天代謝異常症とは、先天的な代謝機能の障害により特定の栄養素が使えなかったり、有害物質が体内に蓄積してしまう疾患です。まれな疾患が多く診断治療が特殊なため、専門的に診療できる施設が限られているのが現状です。当科では愛知県で唯一、専門外来を有するなど、全国でも有数の診療施設となっています。全国に先駆けてのライソゾーム病マススクリーニングや酵素補充療法、きめ細かい食事療法など、患者さんに最適な治療を提供しています。

小児内分泌疾患

小児内分泌疾患は、ホルモンというそれぞれが独自の働きを持ち、特に子どもの場合には、元気に成長・発育するために不可欠な物質の異常によって起きる疾患です。先天的、後天的な下垂体の異常、甲状腺疾患、性の分化・思春期発来異常、副腎疾患、水・電解質異常、糖尿病、ビタミン・骨の病気などが挙げられます。成長障害の原因は、ホルモンの異常だけではなく、栄養の問題や、生まれながらの体質、他臓器の病気の場合もあり、まずは全身を総合的に診て、それぞれのお子さんにあった診療を提供します。

小児感染症・予防接種

すべての小児感染症のお子さんに対応しています。特に突発性発疹症、ロタウイルス性胃腸炎、水ぼうそうの臨床研究を長年にわたって行っており、ヘルペスウイルスやロタウイルスなどについては独自の検査診断システムをそろえています。通常の感染症に加え、他の診療グループと連携して、基礎疾患を持つ子どもの重症感染症、脳炎・脳症などについても最新の診療を提供しています。

また、先天性サイトメガロウイルス感染症をはじめとした母子感染症の診断、治療についてもこの地域のセンターとして活動しています。2020年からは先天性サイトメガロウイルス感染症に対する抗ウイルス薬の臨床試験も開始予定です。予防接種外来も設けていますので、特に基礎疾患のためにワクチン接種に心配がある場合は相談してください。

小児神経

子どもの成長発達にかかわる最も重要な器官、それは「脳」です。小児神経分野は「脳」とそれに関連する器官を専門としています。発達・認知の問題からけいれん性疾患、筋疾患まで、幅広く診療を行っています。脳波検査は早産児から施行が可能で、ビデオ同時記録長時間脳波検査によるてんかん発作の解析も行っています。総合病院として他診療科との連携も活発に行っており、結節性硬化症は全国から患者さんの紹介をいただいています。

小児血液腫瘍

白血病など小児がんは希少疾患であり、全国の施設が参加して日本小児がん研究グループ（JCCG）が設立され、治療成績向上を目指しています。当科でも2016年に小児血液・がん専門医研修施設の認定を受け、積極的に臨床研究に参加して、最善の治療を提供するよう努力しています。院内に訪問学級もあり、毎月開催される小児キャンサーボードや木曜開催の病棟での多職種カンファレンスを通じ、小児がん診療の充実に務めています。

新生児

愛知県に7つある総合周産期母子医療センターの1つとして新生児集中治療室（NICU）で赤ちゃんの集中治療を行っています。赤ちゃんが家族と安らかに過ごす時間が長いほど赤ちゃんの発達に良い影響があるため、赤ちゃんを含んだ家族のことを考えた「ファミリーセンタードケア」が重要視されています。2018年に稼働を開始した新病棟は、赤ちゃんが家族と一緒に過ごしやすいよう居心地よく設計され、「ファミリーセンタードケア」を実践しています。

世界をリードする リハビリテーション医学の追求

リハビリテーション科
大高 洋平 教授

リハビリテーション科
柴田 斉子 准教授

リハビリテーションは活動の医学

生活の基本は元気に活動することにあります。しかし、さまざまな病気や障害によって活動は大きく制限され、筋力や体力のみならず、心臓や脳などの諸臓器の機能低下につながります。リハビリテーション科では、病気の症状や障害を正しく評価した上で「活動」に焦点を置き、患者さんの生活能力を向上させること、さまざまな機器や人的・社会的支援のしくみを組み合わせて社会復帰を実現することを行っています。

当院のリハビリテーションチーム

2019年現在、当科には、医師18人、歯科医師1人、看護師・看護補助員9人、療法士165人が所属し、全入院患者さんの40%前後がリハビリテーションを受けています。入院早期の病状が安定しない時期には、療法士が病室におもむいて、病状が安定した後にはリハビリテーションセンターでリハビリテーションを行います。当センターは1900m²の広さがあり、活動を評価するためのさまざまな先端機器や、リハビリテーションのためのロボットが数多く設置されています。2018年には新規に8796人のリハビリテーションの依頼を受けました（写真1）。

急性期からのリハビリテーション

病気による入院では、病状により患者さん自身では動くことが困難になったり、検査や治療のため安静が続き、筋力や体力の低下が起こります。この「安静による害」をできるだけ少なくするために、当院では集中治療室やストロークケアユニットなどの救急センターに療法士を配属し、センターの医師と連携して早期からリハビリテーションを開始できる体制をとっています。この体制により、早期から「安静による害」を最小限にとどめ筋力や体力の低下を防ぎ、病状が安定したあとにスムーズに活動を再開できることを支援しています（写真2）。

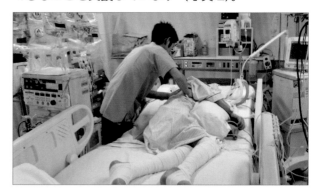

写真2：ICUでのリハビリテーション

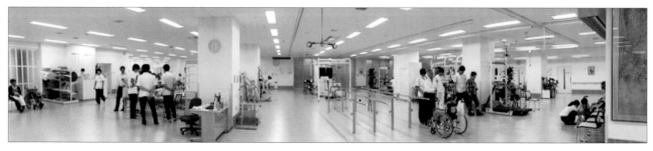

写真1：リハビリテーションセンター

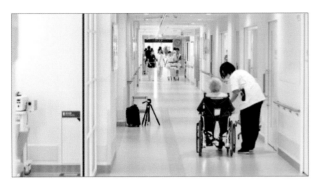

写真3：回復期リハビリテーション病棟

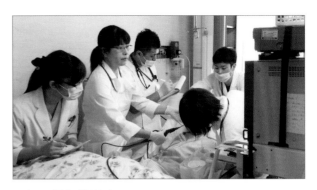

写真4：摂食嚥下治療チーム

先進的な回復期リハビリテーション病棟

　回復期リハビリテーション病棟は、脳卒中や骨折後に寝たきりとなってしまうことを防ぐことを目的として、2000年4月に制度化された入院リハビリテーションのしくみです。藤田医科大学では、七栗記念病院において1999年から先進的な回復期リハビリテーションの枠組み作りを進めてきた経験を生かし、2018年1月に大学病院内に新しく回復期リハビリテーション病棟を開設しました。

　病棟内に訓練室を配置し、病棟全体が活動のスペースとして考えられた環境で、経験豊かなスタッフとともに、退院後の生活を見据えて、365日のリハビリテーションを行っています。急性期で「安静の害」を防ぎ、とぎれることなく回復期リハビリテーション病棟で活動量を増やす取り組みで、患者さんの回復を支援しています。患者さんが受けることのできる療法士とマンツーマンのリハビリテーションは、1日に最大3時間と決まっています。私たちの病棟ではこれ以外に、1日1時間のサーキットトレーニング、看護・介護福祉士との病棟訓練、病棟内デイケアなどの活動を増やすプログラムを行い、より早く、高いレベルの回復を目指しています。また、2人のソーシャルワーカーが患者さんや家族の相談にのり、医師や病棟スタッフとのコミュニケーションの円滑化や、退院後の生活に関する不安を減らすことができるよう努めています（写真3）。

チーム医療の積極的展開

　病院内には、排尿ケア、褥創（床ずれ）ケア、痛みのケア、認知症ケアなど患者さんの回復を支援する複数の医療チームがあり、リハビリテーション科

はそれぞれのチームの一員として活動しています。その中でも、さまざまな病気が原因で、口から食べることができなくなってしまう摂食嚥下障害をケアする摂食嚥下治療チームを率いています。食物などが誤って気管に入ってしまう誤嚥を防ぎ、できるだけ安全に食べることを入院早期から始められるよう、認定看護師、言語聴覚士、管理栄養士、歯科衛生士、歯科医師とリハビリテーション科医師がチームを作り、主治医や病棟の看護師と連携して嚥下機能の評価、誤嚥防止の対策を実践しています（写真4）。

先進的な研究・技術開発

　歩く練習のための装具やロボット、筋力増強のための磁気刺激装置などのリハビリテーション治療機器、CTを用いた嚥下画像評価（写真5）や3次元動

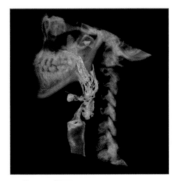

写真5：嚥下CT

作解析（写真6）など、治療の効果を明らかにするための評価機器やさまざまな道具を開発し、治療に生かしています。リハビリテーションの効果を分かりやすく明

示して、患者さんに効果を実感してもらいながら一緒に目標に向かっていくことを使命と考えています。

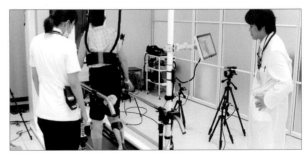

写真6：歩行分析

抗菌薬適正使用支援チーム
(Antimicrobial Stewardship Team; AST) の活動

感染症科
土井 洋平 教授
　 <ruby>土<rt>ど</rt></ruby><ruby>井<rt>い</rt></ruby> <ruby>洋<rt>よう</rt></ruby><ruby>平<rt>へい</rt></ruby> 教授

薬剤部
<ruby>神<rt>こう</rt></ruby><ruby>山<rt>やま</rt></ruby> <ruby>裕<rt>ゆう</rt></ruby><ruby>一<rt>いち</rt></ruby> AST 専任薬剤師

はじめに

　皆さんが病院でよく処方される薬の1つに抗菌薬があるのではないでしょうか。

　抗菌薬は感染症の治療に使われる薬で、皆さんの体の中に入って悪さをする小さな侵入者をやっつけることで効果を発揮します。抗菌薬は約80年前に登場し、"魔法の弾丸"や"20世紀最大の発明"にたとえられるほど優れた効果を示し、感染症は薬を使えば治る病気として広く認識されるようになりました。しかし近年では抗菌薬の効きにくい細菌、いわゆる耐性菌による感染症が問題となっています。

　なぜこのような現象が起こったのでしょう。実は細菌は抗菌薬にさらされると、自身の遺伝子に変異を起こして生き残ろうとする潜在能力を発揮することがあります。また、細菌同士で薬に抵抗するための遺伝子をやり取りして生き残ることもあります。

　一方で現在の高度な医療では、患者さんの免疫力を下げる治療も多々実施されており、感染症を予防するために抗菌薬を長く使用することがしばしばあります。

　このように抗菌薬が広く使われるようになったことで細菌が抗菌薬に接する機会が増え、さまざまな場所で耐性化が促された結果、抗菌薬が登場した時代に比べて、今では耐性菌に出くわすケースが増えているのです。

　薬剤耐性菌の蔓延化を阻止するために厚生労働省は、ASTの設置を推奨しています。これを受け当院では、感染症科医師、看護師、検査技師、薬剤師で構成されたASTを発足して各診療科への支援体制を構築しています。ここで私たちASTの仕事の

一部を紹介したいと思います。

サーベイランス（院内疫学調査）

　一般に感染症の原因菌を特定する検査には数日を要します。このため初期治療において、医師は診察から得た情報をもとに、どこの臓器で感染を起こしているのかを考え、そこから想像される複数の菌に対して、どの抗菌薬で治療するか選択します。しかし、病院ごとに抗菌薬の使用状況が異なるため、同じ名前の細菌でも病院ごとに抗菌薬の有効性が異なってきます。そのため、ASTでは感染症科医師を中心に、定期的に細菌ごとの薬剤の有効性を調査（サーベイランス）して公表することで、当院における抗菌薬治療の薬剤選択をサポートしています。

抗菌薬適正使用の推進と教育活動

　治療の標的となる細菌が分かったら、直ちにその細菌に最も有効な薬剤への切り替えを行い、加えて治療期間を考える必要があります。

　このとき、多くの抗菌薬は<ruby>腎臓<rt>じんぞう</rt></ruby>や肝臓を介して体の外へ排泄されていくことに留意し、患者さんそれぞれに適した投与量を検討する必要があります。

　当院のASTでは、所属する看護師と薬剤師が、病院内で抗菌薬を使用されている患者さんを把握し、抗菌薬の切り替えや、投与期間、投与量が適切であるかのチェックを行い、その内容を感染症科医師と週に2回、ASTカンファレンスで検討する仕組みをとっています。この検討会の結果を参考に、感染症科医師は必要に応じて主治医の先生へアドバイスを行い、質の高い感染症治療を提供しています。

　また、感染症科医師は日々変化していく抗菌薬治

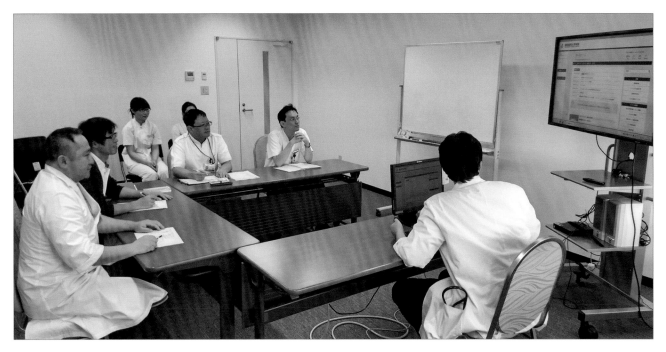

写真：AST カンファレンス

療の実際について、具体的な症例を用いて定期的に講義を行い、当院に勤務する医療従事者の教育にも努めています。

治療薬物モニタリング（TDM）

抗菌薬は一般的に細菌だけに作用してヒトへの安全性が高いものが多いのですが、中には体からの排泄が遅れて蓄積してしまうと腎臓や聴覚に副作用を及ぼすものもあります。

こうした特殊な抗菌薬を使用する場合は、特に血液中に存在する抗菌薬の濃度に注意を払う必要があるため、薬剤師は抗菌薬を投与してから次の投与ま

でに体から排泄される薬剤の量をモニタリングし、適切な濃度になるように投与量、投与方法を主治医に提案しています。

血液培養陽性患者さんの診療サポート

血液は本来、細菌の存在しない清潔な臓器なのですが、重症な感染症では菌が血管に侵入し、血液を伝って新たな臓器へ侵攻することで、失明や心臓疾患を誘発し、より深刻な感染症になることがあります。当院では、血液に細菌が侵入した場合、感染症科医師が適切な抗菌薬の選択と必要になる検査内容を検討し、主治医と一緒に感染症治療を行う仕組みを構築しています。

終わりに

抗菌薬は医療の根幹を支える重要な薬で、未来に残す大切な財産でもあります。

感染症科と AST は職種を超えて協力し合い、抗菌薬使用の適正化を通じて皆さんの治療を支援しています。

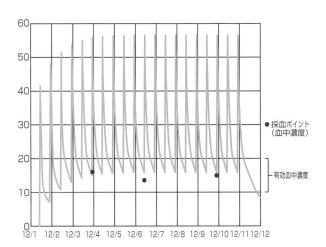

図：TDM のイメージ。患者さんの血液中の抗菌薬が適切な濃度になるようモニタリングします

悪性黒色腫（メラノーマ）の新しい薬物療法 ──免疫チェックポイント阻害薬と低分子性分子標的薬

皮膚科
杉浦 一充 教授
すぎうら　かずみつ

皮膚科
岩田 洋平 准教授
いわた　ようへい

メラノーマの臨床像と診断

　悪性黒色腫（メラノーマ）は、皮膚の色と関係するメラニン色素を産生するメラノサイトという細胞ががん化した腫瘍です。発生部位は、足底が最も多く（約30％）、このほか体幹、頭頚部、爪、粘膜など、全身のあらゆる部位に発生することがあります。

　メラノーマは、リンパ節転移や血行性転移を起こしやすいがんなので、早期診断・治療が最も重要です。皮膚がんは体の表面にできるので、注意すれば自分もしくは家族により早期に発見することが可能ですが、早期の場合には普通の"ほくろ"と見分けが付きづらいことがあります。メラノーマの診断のためには、見た目や痛み・痒みなどの症状、経過などを含めた総合的な診察が重要です。

　メラノーマの早期症状としては、ABCDEの5つの特徴があるといわれています（図1）。当てはまる場合や判断に迷う場合には自己判断せず、まず皮膚科専門医を受診することが早期診断につながります。見ただけで診断がつかない場合には、病変部を10～30倍に拡大し明るく照らして観察できるダーモスコピーという特殊なルーペを用います。ダーモスコピーでも診断が難しい場合には、腫瘍を切除して病理検査を行います。

メラノーマに対する薬物療法

　メラノーマの治療選択は、がんの進行度や体の状態などから検討されます。がんの進行度は「病期（ステージ）」として分類され、リンパ節や他の臓器への転移があるかどうかによってステージが決まります。メラノーマでは、0期からⅣ期と5つに分類されます。早期のメラノーマでは外科手術が治療の主体となりますが、進行している場合には、外科治療のほかに、薬物療法、放射線治療など、いろいろな方法を組み合わせた治療が行われます。

　薬物療法は、がん細胞の縮小や消滅、再発の危険が高い場合の再発抑制を目的に行います。薬物療法には、細胞障害性の抗がん剤（化学療法）、インターフェロン製剤に加えて、近年登場した免疫チェックポイント阻害薬、低分子性分子阻害薬があります。

免疫チェックポイント阻害薬

　がん細胞は、Tリンパ球という免疫細胞の表面にあるブレーキをかける（免疫チェックポイント受容体）ことで攻撃から逃れています。免疫チェックポイント阻害薬は、このブレーキを解除することで、がん細胞を攻撃できるようにTリンパ球を活性化させる薬です（図2）。メラノーマにはニボルマブ、ペムブロリズマブ、イピリムマブが用いられています。効果（がんの縮小）はおよそ10～40％で、一度効果があると効果は長期間続くことがあります。

　また、手術後の再発リスクの高い場合の再発抑制

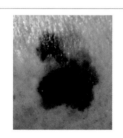

Asymmetry	形が左右非対称
Border irregularity	端が境界不明瞭、ギザギザしている
Color variegation	色調にむらがある
Diameter enlargement	大きい（長径が6mmを超える）
Evolving lesions	経過の変化（大きさ、形、色、症状など）

図1：メラノーマを疑うABCDE所見

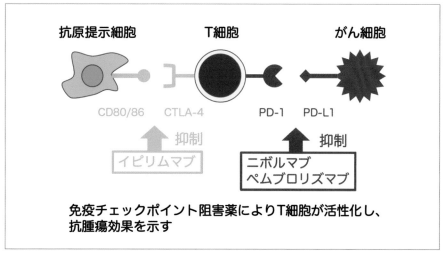

図2：免疫チェックポイント阻害薬の作用機序

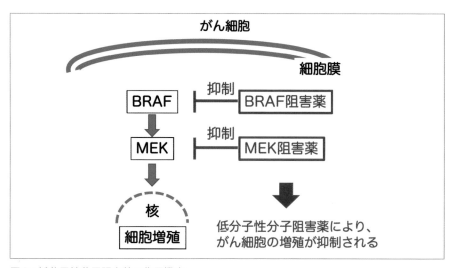

図3：低分子性分子阻害薬の作用機序

のためにも使用されます。免疫チェックポイント阻害薬は、Tリンパ球のブレーキを解除するため、がん細胞だけでなく、正常な細胞や臓器も攻撃を受けることがあります（免疫関連副作用）。肺炎や肝障害、下痢・大腸炎、皮膚障害、内分泌障害、神経・筋障害など、全身のどこにでも生じ得るため注意をして治療を進めていく必要があります。

低分子性分子阻害薬

　低分子性分子阻害薬とは、正常の細胞を傷つけないように、がん細胞の増殖にかかわる分子を攻撃する薬です。メラノーマではさまざまな遺伝子異常が知られていますが、BRAFと呼ばれる遺伝子の変異が、がん細胞の増殖にかかわっていることが明らかになっています。BRAF遺伝子変異は日本人のメラノーマでは30％程度に検出されます。

　そこで、BRAF遺伝子変異があると検査で確認された場合には、変異BRAFとその下流のMEKの働きを阻害する低分子性分子阻害薬を組み合わせた治療をすることができます。ダブラフェニブ（BRAF阻害薬）・トラメチニブ（MEK阻害薬）、エンコラフェニブ（BRAF阻害薬）・ビニメチニブ（MEK阻害薬）の2種類が使用可能です（図3）。

　低分子性分子阻害薬は、がん細胞に標的をしぼった治療となるため、免疫療法と比べて全身的な副作用は少なく、治療効果（がんの縮小）は半数以上に認められますが、使い続けると薬が効きにくくなること（薬剤耐性）があります。また、使用薬剤の種類によって発熱、皮膚障害、肝機能障害、視力障害などの副作用が生じることがあります。

国際標準化（国際的に認められた）された検査室

臨床検査科
伊藤 弘康 教授

臨床検査科
成瀬 寛之 准教授

検査室の「国際標準化」

病気の治療に「検査」は重要な役割を果たしています。もちろん検査は"正確"で"間違いのない"ものでなくてはなりません。臨床検査科では、検査を国際的に認められた手順（国際標準化）で行うことにより、信頼できる検査結果をすばやく提供できる体制を築いています。それにより 2017 年に臨床検査室認定機関の国際規格である ISO15189 の認定を取得しています。

「検査」といっても多くの種類があります。体から得られた血液や尿などの成分を調べる「検体検査」と、体を直接調べる「生理検査」の 2 つに大きく分けられます。近年の検査の進歩は目覚ましく、常に最新の情報を取り入れ技術の向上に努めています。臨床検査科では、「臨床検査専門医」と「認定臨床検査技師」が最先端の検査を提供できるように ISO15189 に基づく継続した取り組みを行っています。

国際標準化された検体検査（血液、微生物）

【血液検査】

血液検査では、多くのことが分かります（図1）。例えば、貧血の検査は想像しやすいと思います。しかし、貧血が「ある？」「ない？」だけでなく、「どんな貧血なのか？」を、特殊な装置で血液中の細胞や鉄分などを調べることにより、それぞれの患者さんにあった治療が行えるように詳しく検査しています。

これらの結果は、すべてコンピューターで管理され、速やかに電子カルテに記載されます。また、血液から分かることは貧血だけではなく、「がん」「感染症」「アレルギー」や「生活習慣病」など、血液中に含まれる成分を調べることで多くの病気やその重症度が分かります。成分を検出する作業を進めるには、検査を行う機械の管理が重要です。機械の管理も世界的に認められた（国際標準化された）方法で行い、信頼できる検査結果を提供しています。

【微生物検査】

普段何でもないような細菌（ばい菌）も、細菌に対する抵抗力が低下した患者さんでは非常に怖い病気を引き起こします。そのため、感染している細菌の種類を素早く判断するため「質量分析装置」という装置を導入しています。また、細菌に感染した患者さんの治療に薬（抗生物質）が使用されますが、細菌の種類によって薬が効かない場合や、効きにくい場合もあります。どんな薬が効くかを検査室で調べています（図2）。

国際標準化された超音波検査（心臓、腹部、血管）

超音波検査は、体を直接検査する「生理検査」に分類されます。「超音波検査」は侵襲（痛み）なく体の内部を調べることができます。超音波センターには、検査を行える部屋が 18 部屋用意されており、心臓、腹部、腎臓、血管など、それぞれの目的に合わせて対応しています。

近年、超音波検査の機械と技術は飛躍的に進歩しており、私たちの施設でも最新の装置と技術を導入し、診療に貢献できるように取り組んでいます。超音波センターも国際的に認められた手順で検査を行っています。各分野の学会の認定を受けた専門家が多数在籍し、検査を実施しています。

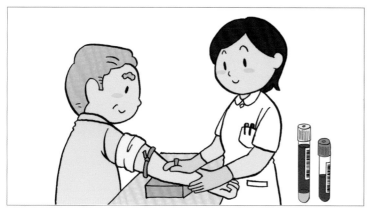

図1：血液検査

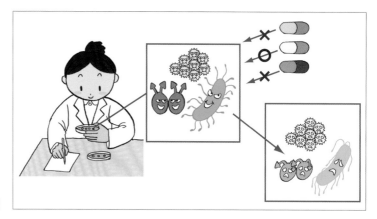

図2：微生物検査

【腹部超音波検査】

腹部の超音波検査では、肝臓、膵臓、胆管など、お腹の中を詳しく調べます。体の表面から超音波をあて、肝臓に悪い病気があるか、脂肪がついているかなどを調べます。さらに造影剤を用いて、より詳しく調べることができます。最近では、超音波で肝臓の硬さも調べています。もちろん腎臓に石があるか否かも調べています。

【血管超音波検査】

血管の検査にも超音波を使います。血管には「静脈」と「動脈」があり、そのどちらも調べます。足の血管の検査では、血管の中に血の固まり（血栓）があるか、また、血管が細くなって血液の流れが悪くなっているかを調べます。首の血管（頸動脈）も血液が流れにくい場所があるかを詳しく調べます。

国際標準化された生理機能検査（心電図、肺機能、脳波）

生理機能検査は、心臓、呼吸と脳・神経の分野に分けられます。他の検査と同様、国際的に認められた手順で検査を行っています。また、各分野の学会の認定を受けた専門家が多数在籍し、検査を実施しています。

【心電図検査】

心電図は安静時だけでなく、運動中の変化を調べることにより狭心症を診断します。24時間すべての心臓の動きを調べる検査（ホルター心電図検査）で、脈の乱れ（不整脈）を調べます。

【肺機能検査】

喘息や肺気腫といった病気に対して肺機能検査を行います。肺機能検査では、肺の大きさ、空気の通りやすさや、肺が固くなっているかを調べます。また、手術を受ける前に、肺が手術に耐えることができるかを調べます。

【脳波検査】

脳が活動すると、とてもわずかですが脳の中で電気が流れます。その電気の変化を調べるのが脳波検査です。とてもわずかな電気的な変化を調べるので、検査を行う部屋は外部からの電気的な影響を受けない専用の部屋で行います。検査中は、安静時の脳波だけでなく、目の前で光の刺激を与えたり、深呼吸を繰り返し行ったり、また音などの刺激によって脳波がどのように変化するのかを調べます。

アクショナブルな時代の ゲノム医療と心のケア

臨床遺伝科
倉橋 浩樹 教授
（くらはし　ひろき）

全ゲノム解析での診断アプローチ

多くの先天性・遺伝性疾患などの希少難病は遺伝子の変化が原因で、遺伝子の検査で診断することができます。従来の遺伝子の検査は、疾患の原因遺伝子が同定されている場合に限り、原因遺伝子の塩基配列（遺伝暗号）を解読し、病因の変化を同定していましたが、原因遺伝子が同定されていない場合はお手上げでした。ところが次世代シーケンサーという技術革新により、解読速度が速くなりコストも低下し、方法論が一変しました。

まず、すべての遺伝子の解読をし、そこからコンピュータープログラムにより遺伝子の変化を同定するという「エクソーム解析」が主流になりました（図1）。これにより未診断の希少難病を積極的に診断する全国プロジェクト（IRUD）が始まり、当院はIRUD基幹病院に認定され、臨床遺伝科を窓口として患者さんの診断を行っています。がんも同じ手法を用いて多くの遺伝子を同時に調べる検査を行っており、治療法の選択に応用されています。私たちは臨床腫瘍科と協力して、がん遺伝子パネル検査を受ける患者さんの支援も行っています。

このように、遺伝子の変化を調べて診断や治療に役立てていく医療を「ゲノム医療」と呼んでいます。遺伝子の検査は、①一生結果が変わらない、②将来が予測される、③親族にも共通する、という特徴があり、検査が陽性、陰性であった場合のみならず、検査をしない場合も含めたシミュレーションが必要です。また、すべての遺伝子を同時に調べる検査は、診断に行き着く可能性は高くなりますが、一方で目的外の変化に遭遇することもあります。将来の健康

管理に役立つ変化が見つかることもあれば、逆に心配が先に立つ変化が見つかることもあり、それを知りたいか知りたくないかを前もって決めておく必要があります。当科では遺伝カウンセリングを通じて、検査前に十分に時間をかけて説明をし、意思決定を支援します。

心と体にやさしい着床前診断

お子さんが重篤な遺伝子・染色体疾患に罹患（りかん）するリスクが高い場合には、選択肢の1つに羊水や絨毛（じゅうもう）で胎児の検査を行う出生前診断があります。出生前診断は胎児が陽性であった場合に、夫婦が心と体に痛みを伴う可能性があります。私たちは産婦人科と協力して、特定の染色体疾患が心配な夫婦に対しては、採血で行う新型出生前診断も提供していますが、陽性の場合の心と体の痛みは避けることができません。

当科では、このような心と体の痛みを回避する目的で、院内の産婦人科と連携して着床前診断を選択肢の1つとして提供しており、全国から相談を受けています。具体的には不妊治療と同様に採卵を行い、体外受精（顕微授精）（けんびじゅせい）で複数の受精卵を作ります。顕微鏡下で胚生検（はいせいけん）をし、いったん胚は凍結します。その間に遺伝子や染色体の検査を行い、非罹患の受精卵を子宮に移植します（図2）。従来は3日目（8細胞期）の割球1細胞で診断していたため精度が高くはなかったのですが、現在は5日目で約100細胞になった胚盤胞から、将来胎児にならない5細胞を採取し、次世代シーケンスで解析するようになり、精度が飛躍的に向上しました。

近年は、不妊治療が不成功だったり、流産を繰り返す夫婦にも効果がある可能性が示唆され、学会主

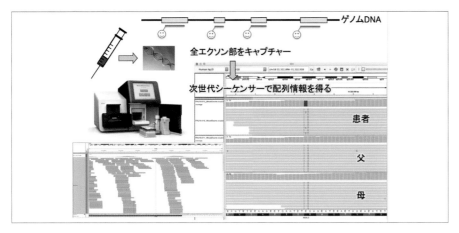

図1：エクソーム解析。血液から採取したゲノム DNA のエクソン部をキャプチャーし次世代シーケンサーのデータを親子で比較します

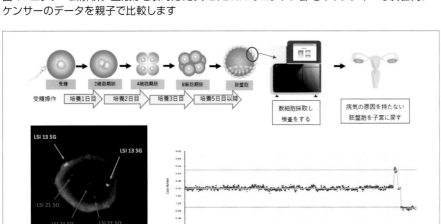

図2：着床前診断の流れ。下段左は割球生検に対する FISH による診断。右は次世代シーケンスによる染色体診断

図3：HBOC の家系図。クライアント II-4 は発症前診断を希望して臨床遺伝科を受診しました

導の特別臨床研究が始まり、当施設も参加しています。このようにお子さんが重篤な遺伝子・染色体疾患に罹患するリスクが高い夫婦には、選ばないという決断も含め多くの選択肢があり、十分に時間をかけて説明を受け、十分に時間をかけて意思決定をする必要があります。当科では遺伝カウンセリングを通じて、出生前遺伝学的検査にかかわる心理的葛藤や意思決定を支援します。

遺伝性乳がん卵巣がん発症前診断

遺伝性乳がん卵巣がん（HBOC）とは、乳がんや卵巣がんを発症しやすい体質のことで、若くで、両側に発症しやすいです。その体質は親子で 50％の確率で伝わります（図3）。その体質かどうかは採血でできる遺伝子の検査で分かります。発症前診断といい、自分ががんを発症する前に、その体質を受け継いでいるかを遺伝子の検査で調べることができます。乳がんの患者さんがこの検査が陽性であった場合には卵巣がんのリスクも高くなりますが、一方でこの

体質の方に発症したがんによく効く特効薬による最新の治療を受けることができます。健康な親族が陽性であった場合には、健診の頻度を増やして早期発見を目指すことができます。

また、当院は HBOC 総合診療制度機構の基幹施設に認定されており、乳がんや卵巣がんに対して、がんになる前に予防的に乳房や卵巣を切除する「リスク低減手術」という選択肢もありますが、費用のことも考えておかなければなりません。自分の子どものことも気になりますし、親族のどこまで自分の検査結果をお伝えするのかも、前もって考えておく必要があります。

このように、検査前に知っておくべきことがたくさんあり、また、検査を受けないという選択肢もあることから、十分に時間をかけて説明を受け、意思決定をする必要があります。発症前診断は、このような遺伝性腫瘍症のみならず、成人発症の遺伝性神経変性疾患においても複雑な問題を孕んでいます。当科では遺伝カウンセリングを通じて、発症前遺伝学的検査にかかわる意思決定や、それに伴う心理的葛藤をもつ方々を支援しています。

胃がんに対する低侵襲手術
——腹腔鏡下胃切除ならびにロボット支援下胃切除

 総合消化器外科（上部）
宇山 一朗 教授
うやま いちろう

総合消化器外科（上部）
柴崎 晋 准教授
しばさき すすむ

胃がんに対する低侵襲手術とは？

胃がんの罹患率は低下傾向にありますが、依然として日本人に多いがんの1つです。

治療は、早期胃がんの一部であれば内視鏡的治療が可能ですが、それ以外では根治的切除（病巣をとりきる手術）が必要となります。その多くは、リンパ節郭清を伴う胃切除であり、胃がんのできていた場所や大きさによって、幽門側胃切除（幽門側の胃3分の2から5分の4を切除）、噴門側胃切除（噴門側の胃3分の1から2分の1切除）、胃全摘などの術式が決まります。従来はお腹を大きく開けて行う開腹手術が主流でした。

近年では、医療機器の発達や技術の向上などにより、低侵襲手術が進歩・発展してきました。低侵襲手術とは、二酸化炭素をお腹に入れてふくらませた状態、いわゆる気腹した状態にしてから、お腹の中にカメラを入れて小さな傷から行う手術のことです。胃がんに対する低侵襲手術として、腹腔鏡下胃切除とロボット支援下胃切除術があり、当院ではこれらに特に力を入れています。

腹腔鏡下胃切除術とは？

腹腔鏡下胃切除術は、お腹の表面に1cm程度の創部を5〜6か所あけて、トロッカーといわれる筒状の手術器具を挿入して、そのトロッカーを通してビデオカメラや手術器具を挿入して胃を切除、続いて再建（切除後も胃と十二指腸、もしくは小腸をつなぐこと）を行う手技です。

利点として、創部が小さくなるために早期離床や術後疼痛の軽減など、より早い術後の回復が得られ、術後在院日数も短くなることなどが挙げられます。当科では1998年より本術式を導入し、これまでに2000例以上行っており、安定した手術成績が得られています。

ロボット支援下胃切除術とは？

内視鏡手術支援ロボットは、腹腔鏡手術の欠点（直線的な手術器具、手振れ、手術器具の可動域制限など）を克服するべく開発されました。現在主流となっている内視鏡手術支援ロボットは、2000年頃より登場した米国Intuitive Surgical社のda Vinci Surgical System（ダビンチ）です（写真1）。

外科医がロボットを操作しますが、関節機能がある手術器具を人間の手のように用いることが可能で、直接体内に触れるのは機械なので手振れがほとんどありません。そのため、これまでの腹腔鏡手術よりもさらに複雑で細やかな手術手技を、より安全かつ侵襲を少なく実施できる可能性を秘めています。

国内では2009年にダビンチが薬事法承認を受け、2018年の段階で約300台が導入されています。当科では、国内ではいち早く2009年より本術式を導入し、2018年3月までに自費診療を中心にロボット支援手術を400例以上施行してきました（写真2）。2018年4月よりロボット支援下胃切除術が保険適用となったことで、以降急速に国内でも普及してきているものの、現状ではこの手術を受けられる施設はまだまだ限られています。

実際の治療成績に違いはある？

当科での低侵襲手術の手術成績を検討しますと、早期胃がんに対する治療では腹腔鏡手術とロボット

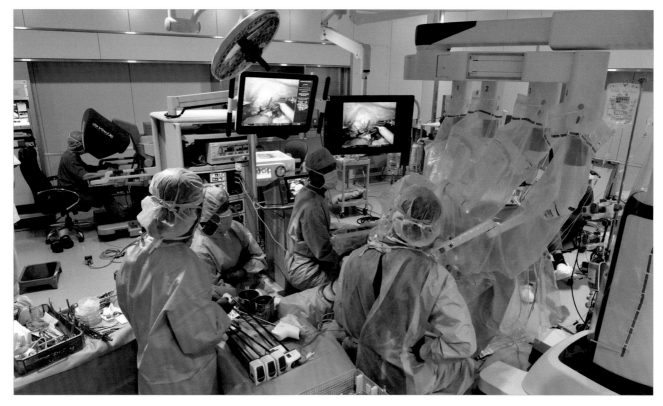

写真2：ロボット支援下胃切除術の実際

支援手術で合併症の頻度^{ひんど}や、入院期間などの治療成績にほとんど差がありませんでした。しかし、進行胃がんに対する手術や、胃全摘などの広範囲切除が必要となる患者さんでは、ロボット支援下胃切除術の方が合併症の起こる頻度は低く、術後の入院期間が短くなり、安全に手術が行えていました。術後3年以上経過したあとの治療成績では、腹腔鏡下手術とロボット支援手術の間で差は認められませんでした。

胃がんに対する低侵襲手術の入院経過

当科での入院経過は、腹腔鏡手術、ロボット支援手術ともに共通です。特に基礎疾患などがない方の場合には、手術の2日前に入院していただきます。手術の前日に、胃カメラにてがんの部分をマーキングします。患者さんにとっては負担ですが、病巣の範囲を手術中にしっかり確認することができるようになります。手術翌日より水を飲むことができ、積極的に立ったり歩いたりしていただきます。手術後3日目前後に造影剤を飲む検査で、つないだ胃腸の通過具合を確認します。この検査で問題なければ食事開始となります。その後問題なければ、手術後10日前後で退院となる見込みです。

安心、安全な入院生活を送れるよう、病棟スタッフ一丸となって丁寧に対応しています。

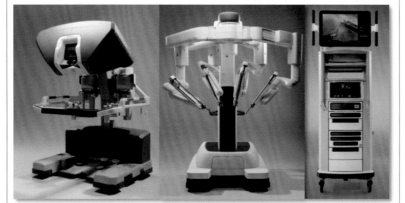

サージョンコンソール　ペイシェントカート　ビジョンカート

写真1：内視鏡手術支援ロボット（ダビンチ）

骨盤内にある臓器の障害を最小限にする低侵襲治療
大腸（直腸と結腸）がんのロボット支援手術

総合消化器外科（下部）
花井 恒一 教授
はない つねかず

直腸周囲の臓器と骨盤内の構造

直腸は直腸間膜という膜で覆われ、その中に血管やリンパ節、脂肪が包まれています。その外側には排尿や生殖、排便の機能をつかさどる神経や、直腸に密着して生殖臓器（腟、精嚢、前立腺）が存在します。肛門の近くでは排便にかかわる筋肉に囲まれています。つまり、直腸は骨盤の限られた狭い領域に存在する臓器です（図1）。

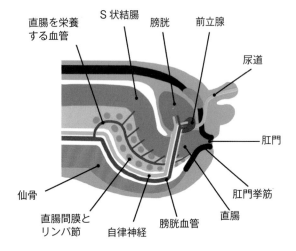

図1：直腸周囲の骨盤内構造

直腸がんの手術

直腸がんの手術は、がんができた直腸とがん細胞が存在しやすい周囲のリンパ節や脂肪組織、血管を取り囲んでいる直腸間膜とともに袋状に包み込んで摘出します。しかし、前述したように直腸は骨盤の狭い範囲に存在し、周囲の神経や血管、臓器に傷がつきやすい手術です。また、がんの進行度によっては隣の臓器を一緒に切除しないといけない場合もあります（図2）。

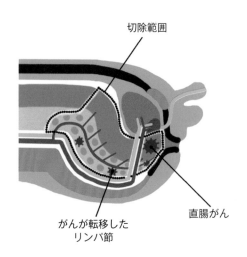

図2：直腸がん手術で切除する範囲

直腸がんのロボット支援手術とは

ロボット支援手術は、2cmほどの先端に関節がつき、手振れを補正してくれることや、3次元の高画質のカメラなどいろいろな機能を持ったシステムで、外科医がそのカメラ映像を見てロボットを操作します。そのため、狭い部分でも細かな組織が確認でき、緻密な操作ができます。特に狭い部分での手技が必要な直腸がんの手術では威力を発揮でき、神経や血管を傷つけることや出血を少なくすることができ、臓器の機能を温存する確率が高くできることが期待されています。

また、今までの術式より、肛門に近い領域まで手術操作ができ、肛門に近いがんでも肛門を残す可能性が高くなりました（図3、4）。

結腸がんのロボット支援手術

米国では、結腸がんにおいてもロボット支援手術が広がっています。国内では代表的な施設のみが先

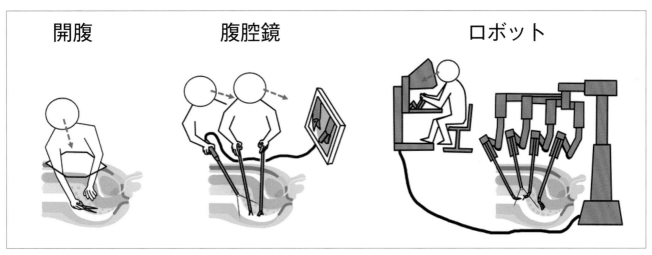

図3：各アプローチ法によるシェーマ

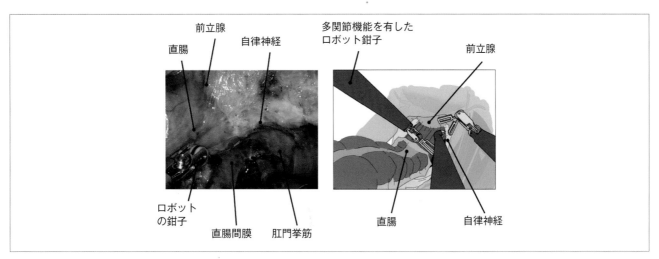

前立腺
直腸
自律神経
多関節機能を有した
ロボット鉗子
前立腺
ロボット
の鉗子
直腸間膜
肛門挙筋
直腸
自律神経

図4：ロボット支援手術の写真とシェーマ

進的に、結腸がんにおいてロボット支援手術の臨床試験を行っています。ただし、医療費は自己負担となります（2020年6月現在）。

大腸がんの集学的治療

　大腸がんの化学療法として、抗がん剤や分子標的薬が開発され、治療の幅が広がりました。放射線治療は、腸が動かない直腸がんだけに用いられ、抗がん剤と一緒に行います。病変部を中心に照射できることと抗がん剤を一緒に使用することにより治療効果が良く副作用を少なくすることができます。ロボット支援手術とこれらの治療を組み合わせることによって、臓器の温存や治療効果を上げることが期待されています。

　究極の肛門を温存する手術では、手術後に便が漏

れたり、何度も便をしたくなることがありますので、患者さんの年齢や仕事を考慮して、どの術式がいいのかを判断します。ただし、肛門の機能が悪くなった場合でも、薬による治療やリハビリ治療を行い回復することがあります。当院で行っている仙骨神経刺激療法という方法を用いて、肛門機能を回復することが期待されています。

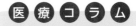

直腸がんと診断されたら

　大腸がんの中でも直腸がんの手術は、さまざまな機能に関連する手術で、患者さんの生活の質を左右するとされています。多くの経験があり、総合的な治療ができる病院で相談することをお勧めします。

ロボット支援下肝胆膵外科手術

総合消化器外科（肝胆膵）
すぎおか　あつし
杉岡 篤 教授

総合消化器外科（肝胆膵）
かとう　ゆうたろう
加藤 悠太郎 教授

当科における肝胆膵手術の特徴

当グループでは開設以来、肝胆膵悪性疾患に対する 2500 例を超える切除手術および末期肝不全に対する 75 例の生体肝移植を実施してきました。その経験の中から、安全性が高く、応用範囲の広い手術法を確立し、患者さんに提供できるようになりました。

さらに通常、切除不能と考えられている疾患に対しても、手術法や手術前後の患者管理の工夫、化学療法や放射線治療との組み合わせなど多角的な治療法を駆使して、治療可能症例を増やし、治療成績を向上させてきました。その背景のもと、2005 年より患者さんの身体的負担を低減する腹腔鏡あるいはロボット支援手術（低侵襲手術）を導入し、手術術式の開発・改良、患者管理の工夫による普及を進めて、国内のみならず世界的にも有数の施設となっています。最近の 5 年間では全手術の約半数が低侵襲手術で、患者さんには疾患に対する治療効果を損なわずに、身体的負担がより少ない肝胆膵手術を提供しています。

ロボット支援肝胆膵手術

ロボット支援手術は、2018 年から消化器領域では食道がん・胃がん・直腸がんに対して保険診療となりましたが、肝胆膵ロボット支援手術は保険未収載であるため、現在は自費診療で行っています。しかし当院では、その制約の中で 2009 年から 120 例を超える症例を経験し、通常の腹腔鏡手術では難しい術式にも対応できることが分かりました。

特にロボット肝切除は約 100 例と世界的にも有

数の症例数です。ロボット支援手術は、患者さんの体にポートという筒状のアダプターを数個挿入し、これにロボットのアームを合体させ、さまざまな種類の操作鉗子や内視鏡を装着・交換して行います。術者はロボット本体と数メートル離れた場所にあるコンソールという操縦席で 3D 内視鏡画像を見ながら、コンピュータ制御により術者操作とロボット鉗子操作に時間差のない状態で、術者の思い通りにロボットを操縦します（写真 1）。

ロボットの最大の利点は、体の中で自由に曲がる多関節鉗子の操作、操作の手ブレが全くないこと、ブレのない高倍率 3D 内視鏡画像による安定した視野です。身体表面の創部を最小限にしながら、お腹の中では開腹手術さらには顕微鏡手術のクオリティーを実現できる方法といえます。通常の腹腔鏡手術では実現不可能で、特に繊細な操作を要する肝胆膵手術では有用です。

肝切除では肝臓機能に見合った肝切除量を決めることが最も重要なため、患者さんの肝臓機能と腫瘍の状態に応じてさまざまな術式が決定されます。特に肝臓機能に余裕がない患者さんでは肝切除量の制約の中で最大限の治療効果を得るため、複雑な血管処理や出血量を抑える繊細な肝切除が必要です（写真 2）。ロボット支援手術はその機能的利点を生かすことで、このような言わば二律背反的な状況に対応できます。

また別の観点では、ロボット支援手術は癒着剥離操作に有用で、過去に腹部手術の既往があり強い癒着が想定される例は良い適応です。肝細胞がんという肝臓原発の悪性腫瘍の中で最も多い腫瘍は、一度切除しても残った肝臓内への再発率が高く、再発巣

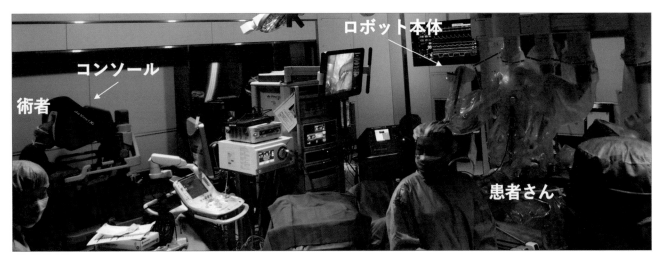

写真1：ロボット肝切除における手術室全体風景

に対する的確な治療が重要です。再肝切除は再発治療の選択肢ですが、2度3度手術することは患者さんにとって負担です。その場合に低侵襲肝切除は体への負担が少なく福音となり得ます。特にロボット支援手術は癒着剥離操作に強いですから、前回がたとえ開腹手術であってもほとんどの場合対応可能です。

当院ではロボット肝切除例の約30％が再肝切除で、患者さんの満足度も高いです。また肝細胞がんに対するロボット肝切除の長期成績も安定しており、5年生存率は80％を超えて良好です。

一方、膵臓手術においては、ロボットの機能的利点は特に膵臓や胆管と腸管との吻合操作において威力を発揮します。細い膵管や胆管と腸管との吻合は、開腹手術でも難しいことが多く、また通常の腹腔鏡手術では直線的な操作鉗子には運動範囲の制限があり、一般には難しいです。しかし、ロボットではこの動作制限がほとんどないため、細かい吻合操作が可能で、良好な手術成績につながっています。膵頭十二指腸切除術という膵腫瘍に対する高難度術式で

は、術後膵液漏という合併症が時に致命的となります。その発生率は通常10〜30％程度といわれていますが、当院では膵と腸の吻合法の工夫により直近3年では0％です。

このように当院では、標準的な難度の切除のみならず、難度の高い手術が必要あるいは手術既往のある患者さんに対して、ロボット支援肝・膵手術の選択肢を提示しています。

腹腔鏡下肝胆膵手術

保険適用となっている腹腔鏡下肝胆膵手術についても、以前より積極的に取り組んでおり、症例数は肝臓が約400例、膵臓が約100例と国内有数です。手術技術と患者管理の工夫により、安全性と治療効果を両立する質の高い手術を提供しています。特に肝細胞がんに対する高難度肝切除症例でも術後合併症発生率は低率で、術後5年生存率も80％程度と手術成績は良好です。また高難度の膵頭十二指腸切除後の膵液漏発生率はきわめて低率です。

このようにロボットおよび腹腔鏡下肝胆膵手術により、治療効果を最大限に保ちながら体への負担が少ない外科治療を最優先に考えて診療にあたっています。

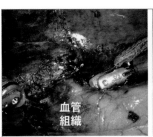

| 血管確保の場面 | 血管切断の場面 |

写真2：ロボット肝切除における血管処理操作

低侵襲僧帽弁形成手術 ──ロボット支援下手術への移行

心臓血管外科
高木 靖 教授

心臓血管外科
前川 厚生 准教授

僧帽弁と僧帽弁閉鎖不全症

　心臓弁とは、心臓の中で血液が移動する際に出入り口の役割をする4つの弁膜の総称で、この弁が何らかの原因で変調をきたす疾患が弁膜症であり、国内では全人口の3％以上、推定400万人が罹患しているといわれています。心不全の原因となるため、重症な場合は何らかの治療が必要とされます。

　血液は、肺の呼吸により酸素を含んだ鮮紅色の血液に変化して心臓に流入します。僧帽弁は、肺から心臓に血液が流入する扉の役割をしています。正常では、心臓が収縮して血液が全身に送り出される際には、僧帽弁がきちんと閉まり肺に逆流せずに出口である大動脈に向かいます。僧帽弁の病気ではその開閉の悪化状態で、

・開きにくくなる（僧帽弁狭窄症）
・閉まりが悪くなる（僧帽弁閉鎖不全症）
・閉まりも開きも悪くなる
　（僧帽弁狭窄症兼閉鎖不全症）
と呼ばれる僧帽弁膜症が発生します。

　ロボット支援下手術の主な対象となる僧帽弁閉鎖不全症では、血液が肺に逆流するために肺の血管に負担がかかり、呼吸が苦しく胸に水が貯まるなど、心不全症状が出現します。

僧帽弁形成手術

　僧帽弁閉鎖不全症は不整脈の発症や心不全に直結するため、中程度の逆流では薬物療法を選択します。重症の場合は手術治療の対象となります。逆流を制御する方法には、人工弁にかえる人工弁置換術と、自分の弁を修復する弁形成術の2つの方法がありま

す。現在では術後の成績の観点から、人工弁よりも自分の弁を手直しする弁形成術に軍配が上がっており、弁形成が困難であるか逆流の再発リスクが高い患者さんに人工弁置換手術を行っています。

ロボット支援下僧帽弁形成手術

　一般の心臓手術は、胸の正中を25cmほど切開し、胸骨という骨を縦に切開して心臓に到達する方法（胸骨正中切開：写真1左）で行われます。

　この胸骨正中切開法は、心臓全体が視野に入り手術操作を直接医師の手で行うことができる心臓手術のアプローチ方法です。しかし傷には細菌感染のリスクが常にあり、心臓手術では胸骨の切開部の3％程度に細菌感染が発生するといわれています。この場合、骨の中の骨髄に感染が及ぶと全身に細菌感染が広がる敗血症に陥り生命が脅かされることがあります。また、骨を切ると治癒するまでに数か月かかるために社会復帰の妨げとなることがあります。胸骨を切ることなく心臓の手術を行う試みが行われており、当科では2013年から右胸の横を4～8cm切開して肋骨の間から行うミックス手術(Minimally

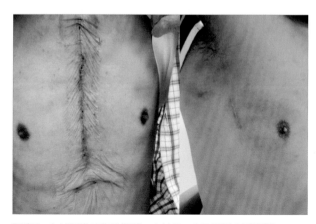

写真1：左は通常の胸骨切開、右はミックス手術の手術創

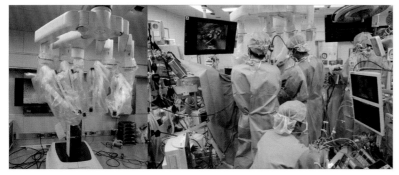

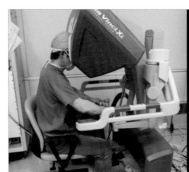

写真2：ロボット支援下僧帽弁形成術。左がロボット支援手術に使用するダビンチシステム。右図は手術の様子

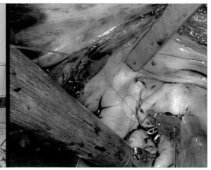

写真3：心臓の中にある僧帽弁をロボットアームで手術を行っている様子。術者はコンソールと呼ばれるボックスに入り、遠隔操作で手術を行います

Invasive Cardiac Surgery ＝ MICS：低侵襲心臓手術、写真1右）を行っています。

　この方法では、小さな傷で骨を切らずに肋骨の間から手術を行います。患者さんの体の負担が少なくなる、いわゆる低侵襲心臓手術として認知され始め、2018年から保険でも認められるようになりました。このミックス手術では、右胸から心臓への距離が遠いため一般の手術器具では届かず、糸を結ぶのも指が届きません。そのため20〜30cmの棒状の手術器械を使って手術操作を行います。直（じか）に手で行うよりも時間がかかりますし、長い道具は体の中で曲げることができないため、手元で器具を器用に取り回すアクロバットのような動きが要求されることもあります。

　これに対してロボットを使う低侵襲手術は、小さな穴から体の中に入るロボットの腕（アーム）と、人間の目のかわりに立体視できる3Dカメラを医師が操作して行う手術です。ロボットアームは体に入る部分に関節をもっており、繊細な動きをすることが可能です。ロボット支援手術は、これまでは泌尿器科や消化器外科領域を中心に使われてきましたが、2005年あたりから米国を中心に心臓手術でも

始まり、国内でも2018年からロボット支援下弁形成術が保険で認められるようになりました。心臓ロボット支援手術は難易度が高いといわれており、麻酔科医師・体外循環技師・看護師とともにロボット手術チームを作って総力戦で臨む必要があります。

　国内では、このチーム力や医師の技術力を担保するためにロボット心臓手術関連学会協議会を作り、その協議会で決められたトレーニング等を受けた施設と医師のみがロボット支援心臓手術を行うことができる仕組みとなっています。現在国内では、当院を含めて24施設でロボット支援心臓手術を行うことが可能です。ただし、心臓の状態や動脈硬化の程度などの観点から、ロボット支援手術を含めたミックス手術が不利な場合もあるため、治療前に精密検査を受けていただいて慎重に検討する必要があります。

僧帽弁閉鎖不全症と言われたら

　僧帽弁閉鎖不全症に限りませんが、弁膜症の疑いがあるといわれた場合は躊躇せずに循環器内科医師に相談してください。患者さんの健康の回復に、心臓外科医がお役に立てるかもしれません。

ロボット（ダビンチ）支援下肺がん手術と縦隔腫瘍手術

呼吸器外科
星川 康 教授
（ほしかわ やすし）

呼吸器外科
松田 安史 准教授
（まつだ やすし）

肺がんとは

肺がんとは、肺、気管支に発生する悪性腫瘍（あくせいしゅよう）のことで、肺の細胞ががん化してできる原発性肺がんと他の臓器に発生したがんが肺に転移した転移性肺がんの２つに分けられます。通常、肺がんといえば原発性肺がんを意味します。今や日本人の２人に１人ががんになるとされていますが、2016年１年間に国内で12万５千人以上が肺がんになり[1]、４万2107件の手術が実施されています[2]。肺がんは進行していなければ、手術が最も治癒の期待できる治療法です。

肺がんの手術適応

肺がんが手術の適応かどうかを検討するために２つのことを考えます。

１つは、肺がんを手術で根治（こんち）できるのかどうか、これは肺がんの進行度（臨床病期）に左右されます。臨床病期I期（肺がんの充実成分径が５cm以下でリンパ節転移がない）、II期（肺内〜肺門リンパ節にのみ転移がある）は手術が推奨されており、さらに進行したIIIA期の一部も手術を行うよう提案されています。臨床病期を評価するために、胸部CTのほか、通常、頭部造影MRIやPET-CT検査を行います。

２つ目は、手術に体が耐えられるかどうかです。肺や心臓の機能が最も大切で、それらを評価するための精密検査を行います。また、他の臓器に重篤な併存症がないかどうかも重視されます。標準的な手術に体が耐えられないと判断された場合は、縮小手術やほかの治療法を検討します。

肺がんの標準手術

右肺は３つ、左肺は２つの肺葉に分かれていますが、肺がんに対する標準手術は、肺がんが存在する肺葉の切除と、所属リンパ節に転移がないかどうかを確認するためのリンパ節郭清術（せつかくせいじゅつ）から成ります。隣接臓器に浸潤（しんじゅん）がある場合、その合併切除を行うこともあり、またより早期と考えられる肺がんには縮小手術を行うこともあります。

縦隔腫瘍とは

左右の肺の間の部分を、縦（たて）に隔（へだ）てると書いて縦隔（じゅうかく）と呼びます。そこに発生した腫瘍を縦隔腫瘍（じゅうかくしゅよう）といいます。縦隔腫瘍で最も多いのは、前縦隔（縦隔の前の方）にある胸腺から発生する胸腺腫（きょうせんしゅ）です。胸腺腫は肺がんに比べると悪性度の低いものが圧倒的に多いのですが、周囲の臓器に浸潤したり胸の中に散らばったり（播種）する性質を持ち、悪性腫瘍に分類されます。手術が最も治癒の期待できる治療法です。その他の縦隔腫

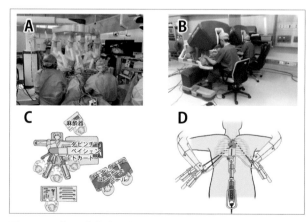

図1:A. ロボット（ダビンチ）支援下手術遠景　B. コンソール（術者）　C. ロボット支援下手術配置例　D. ロボット支援下胸腺手術ポート配置例

瘍も多くは手術の適応となります。胸腺腫を含む前縦隔腫瘍に対する手術は、かつては前胸部に長い縦切開を置く胸骨正中切開という方法で行われていましたが、最近はほとんどが胸腔鏡下に小さな創から行われています。

当科の低侵襲（創が小さく、体への負担が少ない）手術への取り組み

2004年服部前教授が東海地区で初めて肺がんに対する低侵襲手術（胸腔鏡手術＝小さな創から胸腔鏡を用いて行う体に負担の少ない手術）を導入し、以後ほとんどの肺がん手術を胸腔鏡手術で行っています。2005年には縦隔腫瘍および重症筋無力症に対する胸腔鏡手術を開始し、2009年には現 岡崎医療センター 須田教授が国内で初めて肺がんに対するロボット支援下手術を実施しました。2011年には須田教授が前縦隔腫瘍や重症筋無力症に対する剣状突起下アプローチ単孔式（みぞおちの3cmの創1つから行う手術）胸腺摘出術を開発し、2015年ダビンチを使用した剣状突起下アプローチロボット支援下胸腺摘出術を開始しています。2018年4月からは、ロボット支援下肺がん手術と縦隔腫瘍手術が保険収載され、他の胸腔鏡手術と同じ医療費での提供が可能となりました。

当科の年間の手術数は、2016年320件、2017年340件、2018年367件、2019年394件、うち原発性肺がんは、2016年160件、2017年174件、2018年192件、2019年211件で、半数強を肺がんが占めています。このうちロボット支援下肺がん手術は、保険収載前の2016年3件、2017年5件、保険収載後の2018年13件、2019年19件と増加傾向です。同様にロボット支援下縦隔腫瘍手術も2016年1件、2018年7件、2019年15件と増加してきており、いずれも東海地区では有数の実施数です。

ロボット支援下肺がん手術と縦隔腫瘍手術の特徴

ロボット（ダビンチ）支援下手術（図1）の特徴は、3Dカメラによる鮮明な拡大画像と多関節で自由自在に動くロボット鉗子、そして手ぶれのない精密な操作

です。肺がん手術では、第5肋間1〜2つ、第8肋間3〜4つ、合計5つの小さな創から操作します（図2）。特にリンパ節郭清術は、胸腔鏡手術と比較し容易で精度の高い操作が可能と考えています。縦隔腫瘍（特に胸腺）に対する手術では、剣状突起下（みぞおちの下）1つ、左第6肋間1つ、右第6肋間2つの小さな創から操作します（図1-D）。極めて操作性がよく、特に左腕頭静脈や横隔神経に接する腫瘍の剥離、静脈や心嚢（心臓を包む線維性の袋）などの合併切除、心嚢の再建などでは絶大な力を発揮します。

肺がん手術では5つ、縦隔腫瘍手術では4つの創が必要なのが欠点ですが、ロボット鉗子の支点は胸の壁に設定されているため創周囲への影響が少なく、患者さんによりますが、術後の痛みは強くない印象があります。

術後の入院期間は、一般に肺がんで6日、縦隔腫瘍で2〜3日です。

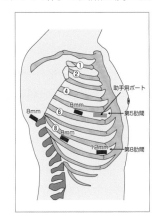
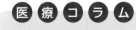

図2：ロボット支援下肺がん手術（右側）ポート配置例。赤線がダビンチポート（と創の長さ）、水色線が助手用ポート（約2cm長）を示しています

【参考文献】
1）政府統計の総合窓口 e-Stat, 全国がん登録, 罹患数・率, 肺 表21-A-12
2）Gen Thorac Cardiovasc Surg. 2019;67(4):377-411.

医療コラム

手術・術後を安全にのりきるために

当科では、手術前には必ず最低4週間禁煙をしていただいています。これは、たばこを吸っている方ではそうでない方に比べ、術後大変な合併症を併発する方が多いからです。また、手術後に喫煙を再開した方の生命予後は禁煙を継続している方と比べ明らかに不良のため、手術の後も禁煙しつづけることを強くお勧めしています。このほか、重い術後合併症のうち最も頻度の高い肺炎を予防するために、歯科で歯石除去を含む専門的口腔清掃と自己口腔ケア（自ら口の中をきれいにする方法）の指導を受け、1日3〜4回の気持ちの良い歯磨き習慣を身につけていただきます。術後の回復を促すため、術前からの適度な散歩、夜よく眠ることができるように、適切な昼寝の習慣なども身につけていただきます。手術により胸に傷がついたり肺の一部を失ったりするかわりに、それまでよりも健康的な生活習慣を身につけていただくことを目標にしています。

小児に対する腹腔鏡下鼠経ヘルニア修復術

小児外科
すずき たつや
鈴木 達也 教授

鼠経ヘルニアとは

ヘルニアとは、臓器や組織の一部が組織の隙間を通って本来あるべきではない場所にはみ出している状態のことです。鼠径部（股の付け根の部分）の隙間を通ってお腹の中の臓器（腸、卵巣、脂肪の膜など）がはみ出し、鼠径部が腫れるのが鼠経ヘルニアです。

小児の鼠経ヘルニアについて

妊娠3か月頃に胎児の鼠径部には腹膜鞘状突起といっ腹膜（お腹の内側を包んでいる薄い膜）の袋ができます。腹膜鞘状突起は生まれるまでに閉じてなくなるのが普通ですが、閉じずに生まれてくる子もいます。そうすると、腹膜鞘状突起の中に腸などが脱出するようになり、鼠径部が腫れます。これが小児の鼠経ヘルニアです。成人にも鼠経ヘルニアはありますが、加齢により筋肉が弱くなってお腹の圧に負けてヘルニアが出るようになるので、小児とは病因が異なります。

小児の鼠経ヘルニアの手術の必要性と手術方法

鼠経ヘルニアをそのままにしておくと、嵌頓の危険性があります。嵌頓とは、脱出した臓器が戻らなくなって血流が悪くなった状態で、痛みや嘔吐、血便などの症状を呈するようになります。まず、鼠径部に脱出した臓器を圧迫してお腹の中に戻す処置をするのですが、戻せない場合には緊急手術が必要となります。緊急手術になってしまうと、予定手術に比べ麻酔も含めて手術合併症が多いことが分かって

います。このため、鼠経ヘルニアと診断がついたら、なるべく早くに手術を予定することが一般的です。

小児の鼠経ヘルニアの手術の要点は、ヘルニア嚢（自然に閉じなかった腹膜鞘状突起）の根元を糸で縛ってヘルニアが出てこないようにすることです。手術方法には、大きく分けて2つの方法があります。1つ目は昔から行われていた鼠径部を切開してヘルニア嚢の根元を縛る方法（鼠経法）です。もう1つが、次に説明する腹腔鏡と専用の針を使ってヘルニア嚢の根元を縛る腹腔鏡下鼠経ヘルニア修復術（LPEC法）です。

LPEC (Laparoscopic Percutaneous Extra-pleural Closure) 法
腹腔鏡下　　経皮的　　　腹膜外　　　閉鎖　　法

LPEC法とは、腹腔鏡でお腹の内側からヘルニア嚢の出口（ヘルニア門）を観察し［腹腔鏡下］、皮膚を通して糸を持った針を刺して［経皮的］、腹膜の外側で［腹膜外］、ヘルニア門を縛って閉じる［閉鎖］方法です。

手術は全身麻酔で行います。まず、お臍の下側のしわに沿って半周皮膚を切開します。ここから直径5mmの腹腔鏡を挿入するためのポート（管状の器具）と3mmの鉗子（糸や組織をもって引っぱったりするための手術器具）を挿入するためのポートを入れて、お腹の中を観察します。ヘルニア門を確認し（写真1）、ヘルニア門の真上のお腹の外側から専用の針（LPEC針）を刺してヘルニア門の周りに糸を通しヘルニア門を閉鎖します（図、写真2）。お臍の傷は埋没縫合という糸を埋め込む縫い方をしますので、抜糸は不要です。お臍の傷は1本の細い線になるので、お臍の輪郭のように見え目立たず、

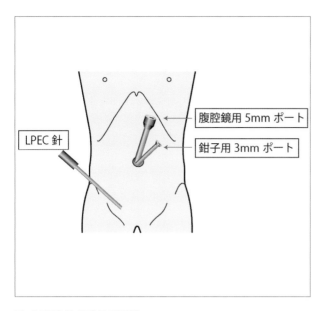

図：LPEC 法の器具の配置

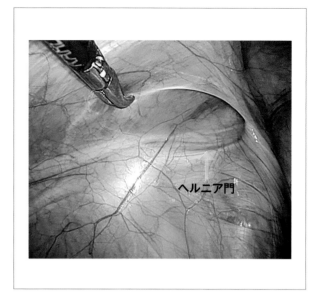

写真 1：女児　左鼠経ヘルニア

針の跡は数か月でほとんど見えなくなります（写真3）。元々の術式では、腹腔鏡用ポートはお臍から、鉗子用ポートは少し離れた下腹部から挿入する術式でしたが、当科ではより傷を減らす目的で、両方のポートをお臍から挿入しています。手術時間は、片側 30 〜 40 分、両側では約 1 時間です。

　当科では、前日入院、手術、翌日退院の 2 泊 3 日で鼠経ヘルニアの手術を行っています。

LPEC 法の長所と短所

　鼠経法では、片側の手術の後に反対側のヘルニアが初めて脱出するようになる対側発症が約 10％にみられます。LPEC 法では、反対側にもヘルニア門があったときにはそのまま反対側の処理もでき、対側発症の心配がありません。これが最大の長所です。しかし、腹腔鏡と鉗子をお腹の中に挿入するため、お腹の中の臓器を損傷する危険性が皆無ではありません。

LPEC 法か鼠経法か迷ったら

　LPEC 法と鼠経法の手術成績（再発率、合併症率など）は、対側発症率以外に差はありません。手術時間、手術後の痛みの程度も変わりません。鼠経法の方が手術の傷は長いですが、数か月であまり目立たなくなります。腹腔鏡をお腹の中に入れることに抵抗があれば鼠経法を、10％の確率で反対側の手術が必要となる可能性が気になれば LPEC 法を選択する、ということになります。

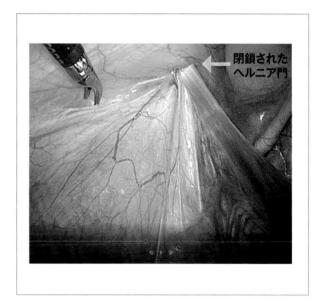

写真 2：ヘルニア門閉鎖後

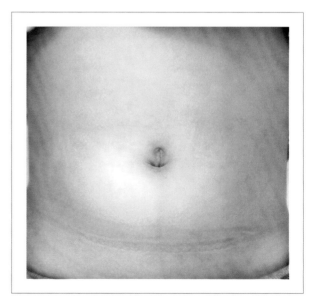

写真 3：LPEC 術後半年

81

早期乳がんに対する、整容性と根治性を両立させた乳房温存療法（オンコプラスティックサージャリー）

乳腺外科
喜島 祐子（きじま ゆうこ） 教授

オーダーメードの乳がん手術

乳房温存手術は、乳がんに対する標準治療として1990年代より国内でも普及してきました。がん周囲の組織を切除し、乳房の皮膚、乳頭乳輪、残りの乳腺組織が残る、文字どおり乳房を温存することが可能な手術方法です。しかし、手術後に手術をした側の乳房が変形してしまうことや、対側の乳房とのサイズ・形・大きさの差が生じてしまうことが問題となっていました。一方欧米では、乳房温存手術時に、形成外科的要素を取り入れた「オンコプラスティックサージャリー」の実施、研究が普及しました。

私たちは、2004年よりこのオンコプラスティックサージャリーの研究に着手し、現在までに、オーダーメードの乳がん手術を提供できるようになりました。当院では、2018年12月より早期乳がんに対する、整容性と根治性（こんちせい）を両立させた乳房温存療法を提供しています。

手術の対象

1 乳房温存の適応があると診断されていること。

2 追加切除や乳房切除への変更、再度の手術実施の可能性があることを理解し、了承していること。

3 形成手術の種類、長所および短所を理解できていること。

4 乳房外組織充填あるいは健側乳房への手術に関する臨床研究の内容を理解し、文書による同意を得られていること。

5 乳がんの治療とともに、整容性観察のために当院への外来通院が可能なこと。

根治性と整容性を考慮した乳房オンコプラスティックサージャリーの種類と適応

患者さんの体型、乳房の状態（下垂（かすい）しているか、脂肪性か）、皮膚の状態（やわらかいか、厚くしっかりしているか）などから「図1」に示すような治療法①②を選択していきます。

①立って乳房を観察したときに、乳頭位置が乳房下溝線（ブラジャーのワイヤーのあたる部分で最も下に位置するライン）よりも上に位置する**乳房下垂のない場合**：欠損部分を乳房外組織で修復するオンコプラスティックサージャリー

②**乳頭位置が乳房下溝線より下にある乳房下垂のある場合**：乳房縮小手術・乳房固定術の要素を取り入れたオンコプラスティックサージャリー

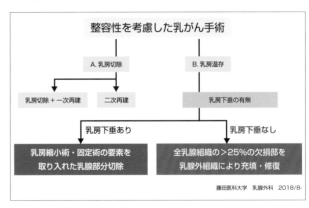

図1：整容性を考慮した乳がん手術

①乳がん手術をしたことを感じさせない左右対称性を保った乳房温存手術

乳がんができている場所、切除しなければならない場所に応じて、切除後の欠損部分を乳房外の組織（皮膚の一部や、皮下脂肪など）を用いて修正をします。

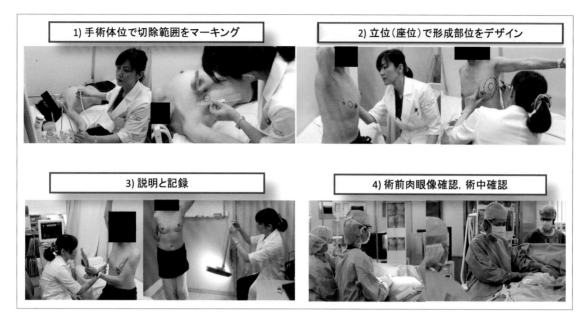

図2：乳房温存手術　手術前のデザイン・術中の様子

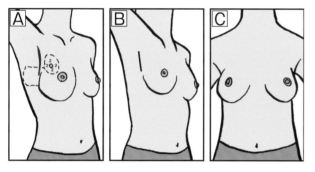

図3：乳房下垂のない乳房の右乳がんの術前、術後8年 (B.C)

健側（乳がんになっていないほうの乳房）と同じ大きさ、形の乳房となることを目標として、手術前に綿密なデザイン、計画を立てていきます。左右対称となる乳房を再現できるように、手術前の写真を参考に手術を進めていき、仮縫い→確認→修正を手術中に行います（図2〜3）。

②術前よりも美しく、患者さんの体型を意識した乳がん手術

乳房縮小手術（乳房を小さくする手術）や乳房固定手術（下がってしまった乳頭乳輪を頭側に持ち上げる手術）は、もともと乳房の大きな女性が多い欧米では古くから美容目的に行われてきました。その手術手技を乳がん治療時にも導入すると、がん周囲の安全域を十分に切除できる、がんの取り残しが懸念されるために実施される追加切除の率が下がるとの研究成果が報告されています。欧米人ほど乳房が大きくは

ない日本人女性に対しても、この手術手技は応用が可能であることをこれまで実証してきました。

下垂した乳房の乳がん切除と同時に、形を整え、乳頭の位置を修正すると、術前よりも美しい乳房を提供することができます。症例によっては、左右対称性を維持するための対側乳房への手術を導入することで、より整容性に優れた乳房温存手術が実施できるようになりました（図4、5）。

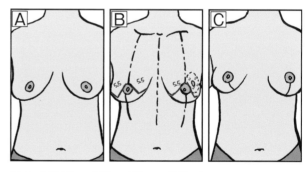

図4：左乳がんの術前、デザイン、術後2か月

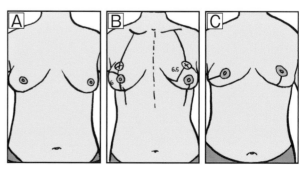

図5：右乳がんの術前、デザイン、術後6か月

口唇口蓋裂をはじめとする先天性頭蓋顎顔面異常に対するチーム医療

形成外科
おくもと　たかゆき
奥本 隆行 教授

先天性頭蓋顎顔面異常とは？

　先天性頭蓋顎顔面異常とは、生まれつきの異常により頭蓋骨や顎（あご）、顔の変形、機能的障害をきたしている状態をいいます。遺伝がはっきりしているものもあれば、はっきりしていないものもあります。これらの部位は視覚や聴覚、発語にかかわる部分で、呼吸や食事摂取といった生命維持に欠かせない機能を有しています。また顔はその形態そのものがその人の個性を現し、その表情が感情を表現するものでもあるため、社会生活を営むうえで欠かせない身体パーツであるといえます。したがって、その治療にあたっては機能面の改善はもちろん、整容面にも十分配慮しながら治療を行う必要があります。

代表的な病気は？

　先天性頭蓋顎顔面異常の代表的な病気としては、頭蓋骨縫合早期癒合症や口唇口蓋裂、第1第2鰓弓症候群などがあります。

　頭蓋骨は7つの骨のピースに分かれており、それぞれの骨片のつなぎ目を頭蓋縫合といい、赤ちゃんの脳の成長に伴ってこのつなぎ目から頭の骨が拡大していきます。頭蓋骨縫合早期癒合症ではこの頭蓋縫合が出生前もしくは出生後早期に癒合してしまうために頭蓋の拡大が起こらず、頭蓋骨がいびつになったり、頭蓋内圧が高くなって脳の発達に影響を与えたりします。また顔の形に影響してくる場合もあります（図1）。

　口唇裂とは生まれつきクチビルから歯ぐきにかけて割れている形態異常で、口蓋裂とは口の中の口蓋（天井部分）から〝のどちんこ〟の部分にかけて割

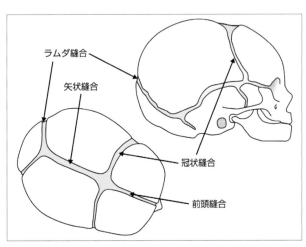
図1：赤ちゃんの頭蓋骨と縫合線

れている形態異常です。両者は合わさって生じることも多く、その場合は口唇口蓋裂と呼びます。こうした赤ちゃんは国内では500人に1人生まれるとされ、決してまれな病気ではなく、その割れ目も右側、左側、両側に生じるものや、割れ目の幅や長さの程度もさまざまです。この部分は飲んだり食べたり、言葉を発したりする際に重要であるばかりか、顔のほぼ真ん中の部位に現れる先天異常であるため、整容面での問題もたいへん大きいことはいうまでもありません（図2）。

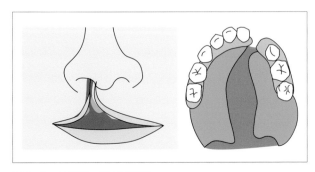
図2：左：口唇裂、右：口蓋裂

鰓弓とは妊娠4週初めごろの胎児にできてくる、顔や頚部のさまざまな器官を作るもとになる構造体で、第1から第6まであります。第1第2鰓弓症候群とは、このうち第1鰓弓と第2鰓弓に何らかの異常が発生して下あごや耳、口などの形に異常を引き起こす先天性の病気で、国内では3000〜3500人に1人の割合で生まれ、顔面の先天異常としては口唇口蓋裂に次いで多い病気です。小下顎症、巨口症、小耳症、先天性顔面神経麻痺などの症状がみられ、また小下顎症に起因して閉塞性睡眠時無呼吸症候群や噛み合わせの異常といった問題も起こるため、治療が必要となります。左右どちらか片側に生じる場合が多いですが、両側に生じることもあり、その場合はより重症となります（図3）。同様に小下顎症をきたす病気として、ピエール・ロバン・シークエンス（ピエール・ロバン症候群）、トリーチャー・コリンズ症候群、ゴールデンハー症候群などもあります。

先天性頭蓋顎顔面異常に対する治療

先天性頭蓋顎顔面異常に対する治療は、機能面の改善はもちろん整容面にも配慮しながら治療にあたる必要があります。その中心となるのは形成外科ですが、関連各科の協力体制が不可欠であり、チーム医療が治療を成功に導くカギとなります。

すなわち、頭蓋骨縫合早期癒合症では脳外科との連携・共同手術が必要不可欠であり、患児の成長発達のフォローは小児科にお願いします。また口唇口蓋裂では小児歯科、矯正歯科、口腔外科、耳鼻科、リハビリ科（言語訓練）、小児科など関連各科との連携や集学的治療が成長終了時まで続きます。第1第2鰓弓症候群においても小児歯科、矯正歯科、耳鼻科との連携は必須です。小下顎症では生まれた直後からうまく呼吸ができない赤ちゃんも多いので、そうした場合には小児科新生児担当グループにNICUで呼吸管理をしてもらいながら、形成外科が介入していきます。もちろんこうした患者さんたちの手術では麻酔管理も容易ではないため、麻酔科・ICUの協力も不可欠となります。

当院の口唇口蓋裂センターを中心とした集学的治療

当院の口唇口蓋裂治療の取り組みとしては1986年にチーム医療を開始し、1992年に口唇口蓋裂センターを全国に先駆けて発足させ、これまで二千数百人の患者さんたちの治療を行ってきています。関連各科それぞれが専門とする分野を担当しつつ、それらの治療を効果的に組み合わせて治療成績の向上を図るという、まさに集学的治療を実践しています。これは各科が別々に治療を行うというのではなく、2か月に1回は全員が一堂に会し、センターカンファレンスを行いながら緊密に連携を取って、協力し合いながら治療を進めるというものです。また成長期に不要な手術を繰り返すことなく、成長や学校生活にも支障をきたさないように十分な配慮を行っています。

当科が目指す治療のゴールとは？

先天性頭蓋顎顔面異常に対する治療では、機能面の改善と整容面の改善の両立が求められます。すなわち、機能面では障害のないお子さんと同等になれるように、整容面では可能な限り正常形態に近づけ、可能な限り瘢痕は目立たないようにしたいと考えています。患者さんやその家族は、できることなら病気の特徴をすべて消し去るようにしたい、そう思われているはずです。私たちもそれが目指すべきゴールであると考えています。

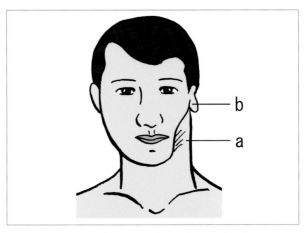

図3：第1第2鰓弓症候群　a：小下顎症、b：小耳症

甲状腺腫瘍の適切な治療

内分泌外科
日比 八束 教授
（ひび やつか）

甲状腺腫瘍の手術

当科では甲状腺の細胞診で甲状腺がんと診断されたケースでは、原則手術になります。ただし、このうち乳頭がんは大きくなるスピードが遅く、肺や肝臓などの他の臓器への転移が少ないため、1cm以下の乳頭がんで手術を希望されない人には、条件が満たしていれば定期的に経過を観察することで対応しています。

甲状腺乳頭がんに対する手術では、腫瘍サイズが2cm以下、周囲に高度な浸潤がない、そしてリンパ節転移・遠隔転移がないケースでは、甲状腺を半分切除すること（片葉切除術）を原則としています。

また4cm以上、周囲に高度な浸潤がある、高度なリンパ節転移が存在する、遠隔転移がある、のいずれかをみたすケースでは甲状腺全部を切除（甲状腺全摘術）することをお勧めしています。

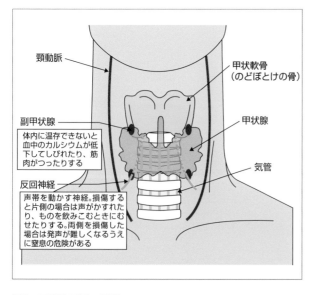

頸動脈

甲状軟骨
（のどぼとけの骨）

副甲状腺
体内に温存できないと血中のカルシウムが低下してしびれたり、筋肉がつったりする

甲状腺

反回神経
声帯を動かす神経。損傷すると片側の場合は声がかすれたり、ものを飲みこむときにむせたりする。両側を損傷した場合は発声が難しくなるうえに窒息の危険がある

気管

図1：甲状腺周囲の組織
反回神経は甲状腺の後ろにある細い神経。副甲状腺は米粒大で原則4個あります

またこれ以外のケースでは片葉切除術にするか全摘術にするかは、メリット・デメリットを十分説明し、患者さんと時間をかけて相談して決めています。甲状腺乳頭がんは頸部のリンパ節に転移をすることが多いので、極力、頸部での再発をしないように確実な必要範囲のリンパ節の切除（リンパ節郭清術）を施行しています。

甲状腺の細胞診で腺腫様甲状腺腫や、ろ胞腺腫と判断されたしこりがろ胞がんであるといけないので、原則として、4cm以上、次第に大きくなってきているなどのしこりのある患者さんには手術をお勧めしています。しかし、これらががんである可能性は3〜20％程度なので、手術を希望しない患者さんには定期的に外来で経過を観察しています。

髄様がんは家族性に発症することがあり、これはRETという遺伝子の異常によることが知られています。ですから髄様がんと診断した場合はこの遺伝子診断をお勧めしています。ただし、遺伝子診断は社会的にデリケートな問題を含みますので、当院の臨床遺伝科で遺伝子診断のカウンセリングを受けた上で、遺伝子診断を受けるかどうかを決めていただいています。

甲状腺手術におけるリスクには、反回神経の損傷と副甲状腺機能低下症があります（図1）。

私たちは、必要なケースでは手術中に神経モニタリングシステムを用いて、反回神経を損傷しないようにしています。当科で施行した甲状腺全摘術のうち、副甲状腺の機能が生涯にわたり低下するケースは約1％で、甲状腺腫瘍ガイドラインが許容する4％の頻度を大きく下回っています。

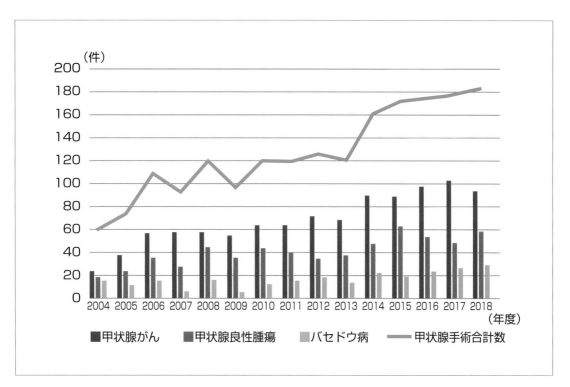

図2：当科における甲状腺がん手術件数

甲状腺がんの再発への治療

　一部の患者さんで乳頭がんは、主として頸部のリンパ節に、ろ胞がんは主として肺や骨に転移することがあります。手術で甲状腺を全部切除した患者さんで、術後に再発する可能性が高いと判断した場合は、放射線科と連携して放射性ヨウ素カプセルを術後1か月頃に服用してもらうことがあります。乳頭がん・ろ胞がんの再発病変が出現してきた場合には、その進行は遅いので経過を観察することもありますが、切除が必要な場合は可能であれば原則再手術を行います。切除が不可能な患者さんには大量の放射性ヨウ素を用いた治療（放射性ヨウ素内用療法）を手配しますが、その効果が乏しいと判断した患者さんには、近年認可された抗がん剤の仲間である分子標的薬（レンバチニブ・ソラフェニブ）を服薬してもらいます。

　これらは治療の効果が期待できる反面、副作用を伴うことが多いため、臨床腫瘍科と連携し、その適切な投与量を設定しています。また髄様がんの再発には放射性ヨウ素内用療法は行いませんが、レンバ

チニブ・ソラフェニブに加えて、バンデタニブという分子標的薬治療が可能となっています。低分化がんは乳頭がんやろ胞がんに比べ、進行の速い再発をするケースが多く、また未分化がんはさらに進行が速く、発見されてもほとんどのケースで手術が不可能なことが多いのですが、こういった患者さんへも分子標的薬を中心に治療にあたっています。

甲状腺腫瘍が見つかった患者さんへ

　手術を受けてもらうかどうかは、患者さんと個別にしっかりと相談して決めていきます。また手術を受ける患者さんには豊富な手術経験のもと（図2）、手術合併症を起こさないことを最優先事項とすることを約束しています。手術後も定期的に受診していただき、再発していないかのチェックをきちんと行っています。また甲状腺ホルモン剤の服用が必要な患者さんには受診のときに採血検査を行い、適切な甲状腺ホルモン剤の投与量を検討し処方しています。切除ができない、甲状腺がんが再発した患者さんには他科と密に連携し、ベストな治療を提供しています。

悪性脳腫瘍に対する集学的治療

脳神経外科
廣瀬 雄一 教授
(ひろせ ゆういち)

脳神経外科
大場 茂生 准教授
(おおば しげお)

脳腫瘍とは

脳腫瘍とは、頭蓋内に発生するあらゆる新生物のことをいいます。大きく分けて、脳自体から発生するもの、頭蓋内の脳以外の組織（下垂体や硬膜など）から発生するもの、頭蓋外の臓器にできたものが飛んでくるものに分けられます。前2者を原発性脳腫瘍、後者を転移性脳腫瘍と呼びます。

転移性脳腫瘍を除くと、年間およそ人口1万人当たり1〜2人程度が脳腫瘍になり、中高年に多く発症します。脳腫瘍は種類が非常に多く、細かく分けると100種類以上あります。原発性脳腫瘍の約4分の1が脳以外から発生する髄膜腫で、約4分の1が脳内から発生する神経膠腫と呼ばれるものです。

悪性脳腫瘍

悪性脳腫瘍の代表的なものとして、神経膠腫や悪性リンパ腫、転移性脳腫瘍などがあります。

ここでは、そのうち最も頻度の高い神経膠腫について述べます。

神経膠腫は脳の内部から発生する腫瘍の代表的なものです。1種類の腫瘍でなく、いくつかの種類のものを総称して神経膠腫と呼んでおり、悪性度に応じてグレードⅠ（良性）からグレードⅣ（悪性）に分類されています。

神経膠腫の治療（手術療法）

治療の第1の手段として、手術療法があります。手術の目的の1つは、病変を摘出して正確な診断をつけることです。もう1つの目的は、摘出により腫瘍の体積を減らすことです。神経膠腫に対しては、手術で腫瘍をたくさんとればとるほど予後がよくなるといわれています。しかしながら、手術で大きな後遺症を残すことは望ましくありません。そのため、大きな後遺症を残さない程度に可能な限り手術で摘出することをまず目標とします。腫瘍の存在する場所によっては、重い障害を残す可能性が高く十分な摘出が望めないときもあります。その際には、手術目的の1つである診断をつけるために、少しだけ腫瘍をとる生検術という方法を選択することもあります。また、それすら危険な場合には画像による診断を行い、その後の化学療法や放射線療法の治療を行う場合もあります。より画像診断を正確にするため、通常のCT（コンピュータ断層撮影）、MRI（核磁気共鳴画像法）だけでなく、腫瘍内の代謝物を測定できるMRS（磁気共鳴分光法）なども用いています。

手術の際にはさまざまな手法を合わせることで、安全にかつ摘出量を増やす努力を行います。例えば、ナビゲーションシステムでは、手術前の画像と手術中の位置を照らし合わせて、手術の際に位置を確認します（図1）。また、手術の前に5－アミノレブリン酸を内服していただき、手術中に特殊な波長の

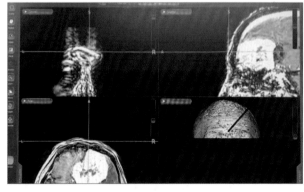

図1：ナビゲーションシステムの画面。手術前の画像のどの部位に相当するのか分かります

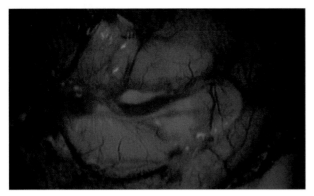

図2：腫瘍にとりこまれた 5-アミノレブリン酸の代謝物が赤く光ります

光を当てると腫瘍が赤く光ることを用いて腫瘍の存在部位、残存の判断に利用します（図2）。機能の損傷を避けるために、運動誘発電位、感覚誘発電位などを用いて運動や感覚の線維をモニターし、その損傷を防ぎます。このような手段を用いて可能な限り摘出するのですが、脳にしみ込むような腫瘍であるため画像上よりも大きく広がっていることが多く、手術で完全に摘出することは非常に困難です。そのため手術後に放射線療法や化学療法を行うことが多いです。どのタイプの化学療法を行うか、どの程度の線量の放射線照射を行うかは、手術により摘出した腫瘍を調べて決めます。

近年、脳腫瘍の分類が変わり、神経膠腫の正確な診断には、顕微鏡で判断する形態的な評価だけでなく腫瘍の遺伝子の情報が必要になりました。当科では、藤田医科大学病理診断科、慶應義塾大学脳神経外科と協力して腫瘍の正確な診断を行い、また治療効果の予測となるような因子を調べています（図3）。

神経膠腫の治療
（放射線療法や化学療法など）

手術後に放射線療法が必要になった場合には、当院の放射線腫瘍科にて行われます。

化学療法としては、腫瘍の種類に応じて、カルムスチン脳内留置用剤、テモゾロミド、ベバシズマブや PAV 療法などが行われます。カルムスチン脳内留置用剤とは、カルムスチンという薬剤がしみ込んだ1円玉ぐらいの大きさのシートを手術の際に腫瘍をとった腔に置いてきます（図4）。このシートからカルムスチンがゆっくり放出されます。テモゾロ

ミドは内服あるいは点滴の薬で放射線療法と一緒に用いたり、その後外来でも継続して使用したりします。腫瘍が育つには腫瘍自身に栄養がいかなければなりません。VEGF（血管内皮細胞増殖因子）という物質を放出することで腫瘍は血管を形成し、血液を通じて栄養を取り込みます。ベバシズマブはこの VEGF を阻害することで、腫瘍の血管形成をおさえます。PAV 療法は、プロカルバジン、ニムスチン、ビンクリスチンといった3種類の薬を点滴と内服で行います。また、小児の神経膠腫に関しては小児科と協力しながら治療を行います。

ほかにも、腫瘍によっては、頭にシートを貼って、交流電場を流すという治療も行います。

こうした治療以外にも、当院は日本臨床腫瘍研究グループや日本小児がん研究グループという組織に属しており、多施設共同臨床研究として新規の治療法を行うという選択もあります。ただし、これはすべての方が当てはまるわけではありません。また、他の臨床試験や治験にも積極的に参加しています。

さらには、がん遺伝子パネル検査が当院でも施行可能となっており、今後が期待されます。

このように、悪性脳腫瘍に対して脳神経外科だけでなく、学内学外のさまざまな部署と協力して治療にあたっています。

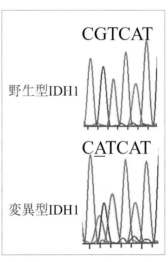

図3：遺伝子解析の例。CGT が CAT に変化しているのが分かります

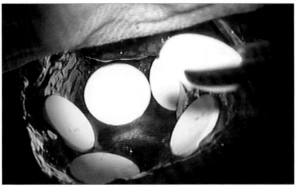

図4：手術中のカルムスチン脳内留置用剤を腫瘍摘出腔に留置

チーム医療で脳卒中治療開始までの時間短縮を！ 藤田医科大学の試み

脳卒中科
なかはら いちろう
中原 一郎 教授

脳卒中科
まつもと しょうじ
松本 省二 教授

脳卒中に関する皆さんに知っていただきたい3つの大切なポイント

脳卒中に関する3つの大切なポイントを知っていただき、まずは、脳卒中にならないようにし、それでも、脳卒中になったかな、と思うときには、すぐに救急車を呼んでください。

①**生活習慣病や不整脈を見つけ、適切な治療を受ければ、多くの脳卒中は予防可能。**

②**脳卒中になった場合、早期に治療を受けるほど、後遺症が軽くすむ。**

③**脳卒中を疑う3つのサイン（急に片方の顔が麻痺する、急に片方の手が麻痺する、急にしゃべりにくくなる）を知りましょう。**

1つでも急に出現すれば、すぐ救急車を呼んでください。

脳卒中になったときに、早く救急車を呼ばないといけない理由！

脳卒中の約7～8割を占める脳梗塞は、脳の血管が詰まることで細胞が傷つき、言語障害や麻痺などが出現する疾患です。治療が遅れるごとに脳梗塞後に1人で歩行できる可能性が減少していきますので、1分1秒でも早く治療を行うことが必要です。現在、脳梗塞の治療において有効性が証明されているのは以下の2つですが、いずれも治療開始が早ければ早いほど後遺症が軽くすむ確率が上がります。

①**点滴による経静脈的血栓溶解療法**

②**カテーテルを用いた血栓回収療法**

脳卒中を疑う3つのサイン（急に片方の顔が麻痺する、急に片方の手が麻痺する、急にしゃべりにくく**なる）の1つでも急に出現すれば、すぐ救急車を呼んでください。**

チーム医療の情報共有を、ICTを利用することで、治療までの時間短縮を図る

藤田医科大学病院は、救急搬送される脳卒中患者の早期診断、早期治療を実現するため、ICT（情報通信技術）を用いて院内多部署での情報伝達効率化を図る脳卒中急性期診療支援システム「Task Calc. Stroke」を導入しています。本システムは、藤田医科大学、産業技術大学、九州大学、小倉記念病院で共同開発したものです。

「Task Calc. Stroke」の画面を示します（図1）。

脳卒中の治療は、院内の実に多くの部門のスタッフが同時並行的に動く必要があります。救急搬送の入電があると、ER（救命救急センター）の医師と脳卒中専門医が適応を判断し、システムを発動します。

中央のマスには救急隊到着までの予定時間、到着後は治療開始までの目標時間と病院到着からの経過時間を併記します。それを囲むように検査名や部署名がハチの巣状に並び、各部署における進捗状況が、「準備完了」「検査中」「医師判断待ち」「処理中」「確認待ち」「終了」「不要」などと、文字と色でリアルタイムに示されるようになっています。

医師だけでなく、看護師、臨床検査技師、診療放射線技師、薬剤師ら、それぞれが刻一刻と変わる情報を「多」対「多」で共有することで、診察・検査・説明等の並行処理ができ、早期診断・治療開始が可能となります。

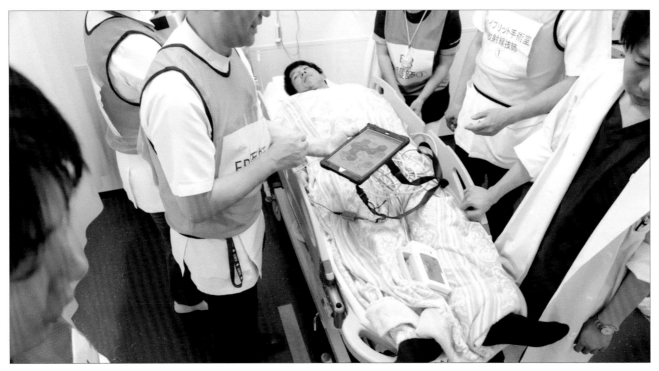

写真：Task Calc. Stroke を用いた診療シミュレーション

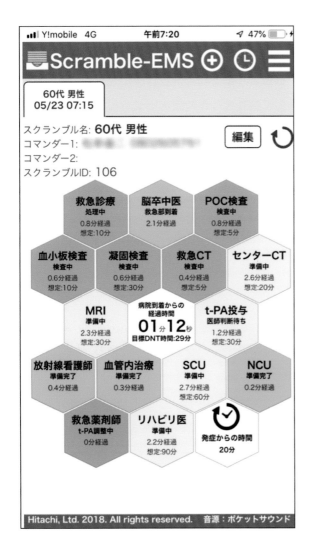

図1：Task Calc. Stroke の画面

Task Calc. Stroke 導入後6か月で、脳卒中患者さんが当院に搬送されてから経静脈的血栓溶解療法を開始するまでの時間が、平均で62分かかっていたものが、33分に大幅に短縮されました（図2）。

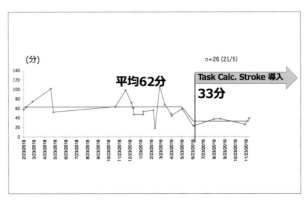

図2：来院から経静脈的血栓溶解療法開始までの時間（時間内）

藤田医大から全国の脳卒中医療に向けた提言

　当院では、患者さんが病院到着から30分以内に点滴による経静脈的血栓溶解療法を行うこと、60分以内にカテーテルを用いた血栓回収療法を行うことを目標にしています。今後、「Task Calc. Stroke」を全国の病院に普及することで、藤田医科大学だけではなく、全国の少しでも多くの脳卒中患者さんを救うことを目指しています。

低侵襲人工股関節置換術（MIS-THA）の最前線

整形外科
森田 充浩（もりた みつひろ） 准教授

整形外科
藤田 順之（ふじた のぶゆき） 教授

低侵襲手術法（minimally invasive surgery）による人工股関節置換術（Total Hip Arthroplasty）

　人工股関節置換術（じんこうこかんせつちかんじゅつ）は変形性股関節症や関節リウマチによる疼痛（とうつう）や歩行障害を改善するのに効果的な手術ですが、患者さんへの体の負担（手術侵襲といいます（しんしゅう））が大きいのが難点でした。外来でも、人工股関節置換術をお勧めすると、大きな手術だと考え、躊躇（ちゅうちょ）する患者さんが多いのも事実です。

　当科では人工股関節置換術の体への負担を減らすため、主に低侵襲手術（minimally invasive surgery、MIS と略されます）を施行しています。低侵襲人工股関節置換術（MIS-THA）は、従来の手術法なら 15 〜 20cm ほど必要であった皮膚切開が 8 〜 10cm 程度で済み（小皮切）、また術中出血量も軽減できます。また、筋肉への障害も少ないので（筋腱温存（きんけん））手術後の筋力低下が少なく、疼痛も従来法に比較して少ないことから術後リハビリテーションのための入院期間が短縮できます。

　具体的には、前方進入法（MIS-Direct Anterior 法）や前側方進入法（MIS-Antero lateral supine 法）を用いています。仰臥位手術（ぎょうがい）であることから体位変換が不要ですので、両股関節症であっても両側同日手術が可能です。一般的な人工股関節置換術を受けた患者さんは、以前は 3 〜 6 週間程度の入院が必要でしたが、これら MIS 法では、約 10 日〜 2 週間に短縮されており、早期の社会復帰が可能となっています（図 2）。合併症といわれる手術創部（そうぶ）感染症（SSI）や術直後の人工股関節脱臼は、ここ数年ほぼ皆無に等しい良好な治療成績を収めています。

　また、MIS 手術においては術後の患者さんの痛みを極力減らすべく、硬膜外麻酔やカクテル注射を併用したり、抗菌糸埋没縫合によって術後の抜糸をなくし、止血管理によってドレーン留置をなくすなど、他院ではなかなか得られることのできない術後疼痛予防対策を標準化することにより、多くの患者さんから高い評価をうけています。

　一方で、単に MIS 法による手術を行うだけでは、この手法の長所が最大限に発揮されることは困難です。リハビリテーション科と協力し、手術を行う前から患者さんの筋力や歩行解析を行い、個々の患者さんに合わせたきめ細かいリハビリテーションを行うよう心がけ、手術前後から日々の筋力トレーニング・歩行訓練を実施することで、早期の日常生活復帰をめざすことが可能となります。

　以上のような利点を持った MIS 法ですが、残念ながら、すべての患者さんに施行できる手術法ではありません。現在のところ、関節の破壊や変形が高度な場合、手術前の関節の動きが極端に不良な場合、

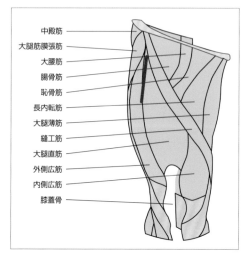

図 1：MIS-DA 法の進入方法

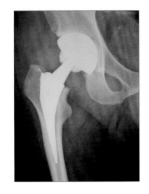

図2：58歳男性。右特発性大腿骨頭壊死　術後2日目から歩行訓練実施、1週間で杖なし歩行可能となり14日で退院となりました

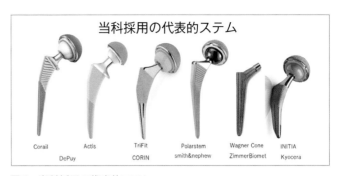

図3：当科採用の代表的ステム
（ステム：大腿骨髄腔内に挿入固定されるインプラント本体のこと）

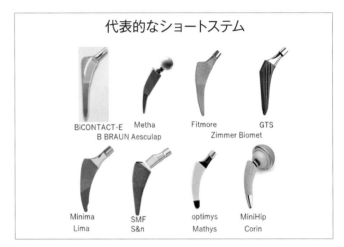

図4：代表的なショートステム

高度の肥満患者さんは、従来の手術法の方が安全であるとされています。当科では、各種の画像データなどを参考にして患者さんに十分にインフォームドコンセント（手術内容の説明）を行った上で、どちらの手術法を選択するかを決定しています。

人工股関節手術においては術式のほか、インプラント機種の選考も重要なポイントです。当科では10年以上の中長期にわたる臨床成績が95％以上の非常に良好な機種を中心に用いているほか、股関節の骨形状に応じて適切なインプラントを選考し使用しています（図3、4）。これらのインプラントは表面加工や形状の工夫により、骨親和性に優れているためゆるみが生じにくく、また関節摺動面（しゅうどう）の低摩耗性を実現しているために長期におよぶ耐久性を獲得しています（長寿命型人工股関節）。材質は本体がチタン合金、関節面にセラミックや高分子ポリエチレンを使用した機種が選択可能です。加齢により骨粗しょう症（こっそ・しょう）が強いと判断された場合には、骨セメントを用いた機種の対応も行っています。

さらに、入院中のリハビリのほか、もともと筋力低下の著しい方、高齢者、その他希望される方について退院後のリハビリを必要とする場合には、状況に応じて地域関連施設もしくは紹介元病院との連携により回復期リハビリの調整を行うことが可能ですので、受診時に相談してください。

MIS-DA法の紹介

この方法ではこれまでの多くのアプローチと異なり、股関節周囲の筋肉を切離することなく手術を実施できるため、術中の出血量が少ないほか、筋力低下をほとんど生じませんので術後1〜2日での歩行訓練開始が可能です。ベッドからの離床が1〜2日と早く（トイレを含む）、また術後のリハビリ内容も難しくありませんので非常に好評です。創部の具合や全身状態にもよりますが、入院期間も平均2週間と短く、早期社会復帰が可能です。老若男女を問わず実施できますが、高位脱臼股関節症など著しく変形している場合や3cm以上の脚長差を有する患者さんには一般的に不向きです。当院では2009年から導入していますが、MIS-DA法を実施した患者さんの術直後脱臼はこれまでのところなく、関節可動域も良好で安定した臨床成績を収めています。

MISによる前方アプローチの利点

「図1」の実線（赤線）のように大腿筋膜張筋と大腿直筋の筋間中隔を割って入る方法で、簡単な血管処理のみで容易に股関節前方に到達できるため筋肉の損傷がほとんどなく、術後の筋力低下や疼痛が他のアプローチと比較して少なく、早期の荷重歩行訓練開始が可能となります。脱臼の危険性も低く安定した可動域が得られるとともに、入院期間の短縮も可能となります。左右脚長差の補正ももちろん可能です。

膀胱がんに対するロボット支援膀胱全摘除＋腔内尿路変更術

泌尿器科
白木 良一 教授
しろき　りょういち

膀胱がんとは

膀胱がんは尿を溜める膀胱に発生するがんで、血尿を自覚して発見されることが多い病気です。国内の推定患者数は年間約2万人を超え、特に男性、喫煙者に発症する傾向が高いがんです。近年では高齢化に伴い、中高年の女性の患者さんも多くいます。膀胱がんは多発し、治療後にも再発しやすいことが特徴です。

膀胱がんは腫瘍の深達度（根っこの深さ）が予後や治療方法に大きく影響します。浅い層である粘膜まででしたら内視鏡手術で対応可能ですが、筋層まで腫瘍が浸潤している場合は膀胱全摘除＋尿路変更術が標準治療となります。

ロボット支援手術の特徴

近年、さまざまな手術治療に手術支援ロボットである“ダビンチ”が導入され、その有用性が報告されています。藤田医科大学では2009年よりロボット支援手術を開始し、同年、泌尿器科でも前立腺がんに対するロボット支援前立腺全摘除術を施行しました。2019年までに全体で1500例以上を実施しています。

ロボット支援手術は皮膚に孔を開けるだけで施行でき、大きな傷がないため術後の痛みや出血量が少なく、入院期間も短期間で退院し、早期に社会復帰が可能となります。また、緻密な操作が可能であり、術後の機能改善（尿漏れ改善など）のメリットも報告されています。

ロボット支援膀胱全摘除のメリット

筋層まで腫瘍が浸潤している膀胱がんに対する標準治療は膀胱全摘除術ですが、開腹での手術は大きな切開を要し、出血量や合併症も多く非常に侵襲性（体への負担）の高い術式です。そのため、高齢者や臓器機能に問題のある患者さんには敬遠され、根治率の低い抗がん剤や放射線療法を選択されることもあります。その点、ロボット支援膀胱全摘除術であれば、高リスクの患者さんにも安心して手術での根治を提示できます。

当科では2011年よりロボット支援膀胱全摘除を開始し、現在までに50例を施行し、これは国内トップクラスです。その間、開腹手術への移行例や大きな合併症もなく施行できています。2018年には、ダビンチによるロボット支援膀胱全摘除術が保険適用となりました。

ロボット支援膀胱全摘除＋腔内尿路変更術

膀胱全摘除を施行する場合、必ず尿路変更術（一般には腸管を用いた）を同時に行う必要があります。

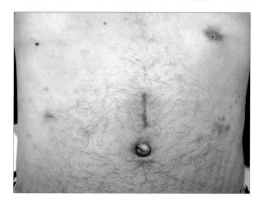

写真2：ロボット支援膀胱全摘除術後の腹部所見（男性）
手術創は膀胱を摘出した3cm程度の臍上の傷と手術操作のためのポート孔のみです

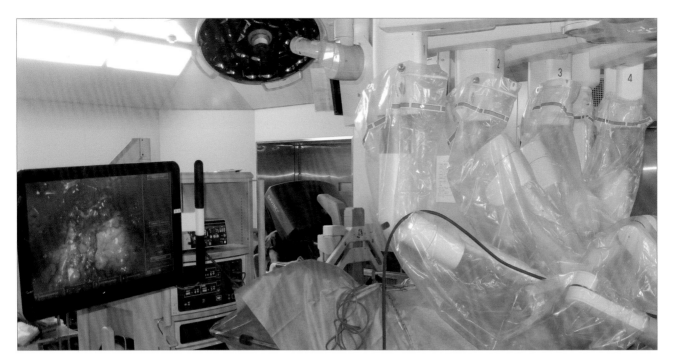

写真1：ロボット支援手術の手術室内
術者は奥に見えるコンソールで手術操作を施行します

その場合、多くの施設では一旦開腹して膀胱を摘除し、その傷から腸管を取り出し開腹創下での尿路変更術を施行しています。しかしそれでは、ロボット支援手術における低侵襲性が損なわれ、腸管機能の回復や傷の痛みなどといった機能回復に時間を要します。

その点、私たちは当初より尿路変更を開腹せず、すべての手術操作を腔内（くうない）で施行しており、出血量や合併症の減少、術後の腸管機能回復の早期化が認められています。事実、ロボット支援膀胱全摘除＋腔内尿路変更術の導入前後では、術後の合併症も減少し入院期間も短縮しています。

多職種スタッフでの患者サポート

ロボット支援膀胱全摘除＋腔内尿路変更術は手術時間も長く（4〜8時間）、術後の排尿ケアなど、患者さんにとっては初めて経験することが山のようにあります。医師だけでなく、看護師、薬剤師、理学療法士などが術前・術後にさまざまなツールを用いて説明し、患者さんの不安を軽減できるよう指導するなど、多職種のスタッフによる患者さんへのサポートも重要事項として取り組んでいます。

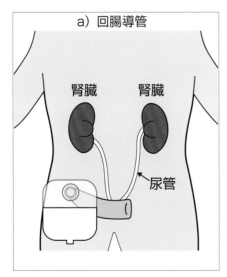
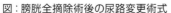
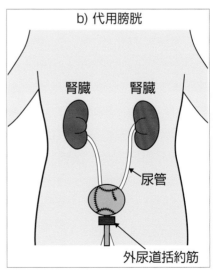

図：膀胱全摘除術後の尿路変更術式

臓器移植

臓器移植科
剣持 敬 教授

臓器移植科
伊藤 泰平 准教授

臓器移植科
會田 直弘 講師

当院は日本の移植医療の中心的施設です！

当院は膵臓、腎臓移植の認定施設であり、ともに国内有数の症例数を誇ります。特に膵臓移植は国内の18認定施設のうち、全国1位の症例数です。当院は移植医療の専門科である当科に加えて、移植医療に特化した臓器移植センター病棟を備えています。入室された患者さんには移植医療において経験豊富なスタッフがきめ細やかなケアを行っており、質の高い医療を提供しています。

腎臓移植について

腎臓移植は何らかの病気により腎臓の機能が低下した慢性腎不全に対する治療法です。慢性腎不全の治療にはほかにも血液透析や腹膜透析がありますが、腎臓移植は生活の制限（食事の制限や治療に伴う時間の制約など）がなく、医療経済的に安価であることが利点です。

腎臓移植は臓器を提供される方（ドナー）により2つに分かれます。1つは健康な近親者から腎臓をいただく生体腎移植、もう1つはお亡くなりになった方からいただく献腎移植です。当院ではどちらの移植も可能です。生体腎移植を希望の場合は、ドナーとなることを希望される方とともに受診してください。献腎移植を希望の方は、受診後に日本臓器移植ネットワークの登録を行い、移植に向けて待機をしていただきます。献腎移植の登録から移植までの平均待機期間は約15年と非常に長いため、早期の移植を希望される場合は生体腎移植をお勧めします。

腎臓は腰骨の近くに移植します（図1）。移植手術後約1か月の入院が必要です。移植後は免疫抑制薬の内服が必要となりますが、日常生活の制限はほとんどありません。国内の腎移植成績は良好で、生体腎移植の5年生着率（移植後5年時に移植した腎臓が機能している割合）は94.3％です。移植を希望される患者さんは当科に相談してください。

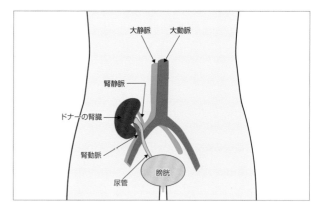

図1：腎移植。ドナーの腎臓の血管と尿が流れる管（尿管）をそれぞれつなぎます

負担の少ない生体腎ドナー手術

当科では、生体腎移植のドナーの方々の体への負担を少なくするよう内視鏡システムを使用して手術を行っています（写真1）。まず側腹部に1cm程

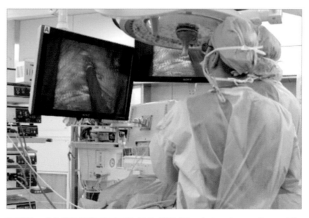

写真1：内視鏡手術は画面を見ながら行います。トロッカーの孔（あな）から手術器具を挿入します

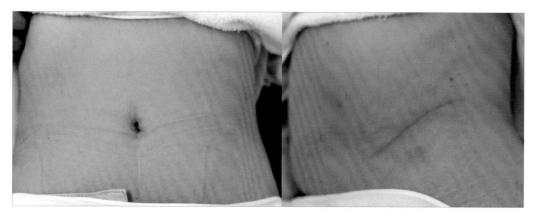

写真2：生体腎ドナー手術後の創部。手術の傷はわき腹に作るため、正面からは見えません

度の傷を3か所置き、トロッカーと呼ばれる筒を挿入します。トロッカーの孔（あな）から内視鏡、手術器具を挿入し手術を行います。内視鏡システムを使用することで手術創（そう）を小さくすることができます。腎臓は拳（こぶし）程度の大きさがありますので、腎臓を体外に取り出すために最終的には7〜9cmの創（きず）が必要となりますが、当院では正面からは見えにくい側腹部に置いています（写真2）。手術後5日目に退院できます。

当院で行っているこの術式の利点は、筋肉を切らずに腎採取を行うため術後の疼痛（とうつう）が軽減されることと、傷が正面から見えないために美容的に優れていることです。

膵臓移植について

膵臓移植は、主に1型糖尿病や膵全摘出後でインスリン分泌がほとんどない患者さんを対象とした医療です。移植した膵臓が血糖値に合わせてインスリンを分泌するため、インスリン製剤を使用しなくても血糖値の安定が期待できます。慢性腎不全を伴っている患者さんは、膵臓と腎臓の同時移植を行います。

膵臓移植もドナーにより生体移植、脳死下（もしくは心停止下）移植の2つに分かれます。当院ではどちらの移植手術も可能ですが、生体移植は保険適用ではないため自費診療となります。国内の膵臓移植の大半は脳死下移植ですが、その場合は献腎移植と同様に日本臓器移植ネットワークへの登録が必要となります。登録から移植までの平均待機期間は約3.5年です（移植手術を希望する施設により差があり、当院での平均待機期間は2.7年です）。

膵臓移植も腎臓移植と同様に腰骨の近くに移植します（図2）。膵臓と腎臓の同時移植の場合は、左右の腰骨の近くにそれぞれ移植します。移植後は腎臓移植と同様に免疫抑制薬の内服が必要となりますが、日常生活の制限はほとんどありません。国内の脳死下膵臓移植の5年生着率（移植後5年時に移植した膵臓が機能している割合）は79.0%です。移植を希望される患者さんは当科外来に相談してください。

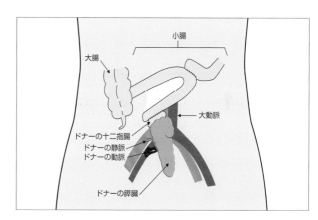

図2：脳死下膵臓移植。ドナーの膵臓と十二指腸の一部を移植します。血管、腸とつなぎます

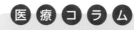

画期的な移植医療——膵島移植

膵島移植は膵臓移植と同様に、インスリン分泌が枯渇している患者さんを対象とします。ドナーからいただいた膵臓の中の膵島組織（インスリンを分泌する細胞が含まれています）を分離して、門脈という血管から点滴投与し移植します。膵島移植は全身麻酔も必要なく低侵襲です。国内でも受けられた患者さんがいますが、インスリン製剤を使用せずに生活されています。2020年4月より保険収載され、当院でも行えるよう準備をしています。

子宮がん治療の最前線
──低侵襲手術と妊孕性温存治療

産科・婦人科
藤井 多久磨 教授

産科・婦人科
西澤 春紀 教授

産科・婦人科
野村 弘行 准教授

子宮がんとは

子宮に発生するがん（悪性腫瘍）には、子宮体部に発生する子宮体がんと子宮頸部に発生する子宮頸がんがあります。子宮体がんは女性ホルモンであるエストロゲンの過剰な刺激により発生するものが多いとされ、50歳代に発症のピークがあります。近年は生活習慣の欧米化に伴いその数は増加しています。

子宮頸がんはほとんどがヒトパピローマウイルス（HPV）感染により発生するとされ、30〜40歳代の比較的若い年代に発症のピークがあります。子宮頸がんは前がん病変を経て発生し、前がん病変の段階で検診により発見されることも多いですが、子宮頸がんにまで進展すると妊孕性（妊娠できる可能性）の温存が難しくなります。

子宮体がんに対する低侵襲手術

子宮体がんの治療は手術療法が基本であり、子宮の摘出と両側の卵巣・卵管（付属器）の摘出が標準術式です。病変の進行度や悪性度により、リンパ節の摘出を追加します。従来は開腹手術が一般的に行われていましたが、近年、内視鏡を用いた低侵襲（体に負担の少ない）手術ががんの根治性に関して、従来の開腹手術と比較して同等であるとするデータが多く示されてきました。

そこで当院では、早期の子宮体がんに対して積極的に腹腔鏡下手術や手術用ロボット（da Vinci サージカルシステム）を用いたロボット支援下手術を行っています（写真1）。悪性腫瘍や内視鏡手術の専門医師を複数配置しており、安全にこれらの先進的医療を提供することが可能です。IA期（がんの浸潤が子宮筋層の半分以内の進展）に相当する場合、保険診療でこれらの手術を受けることが可能です。

腹部の臍付近や下腹部に1cm前後の創を4〜6か所作成します。二酸化炭素のガスを腹腔内に送り、操作スペースを作ります（気腹法）。その後、腹腔内に挿入した内視鏡カメラを通してモニター画面に映し出された鮮明な画像を見ながら、専用の手術器具を用いて手術を行います。カメラは拡大機能があるため、肉眼では捉えにくかった微細な血管や神経も明瞭な視野で確認することができます（写真2）。手術器具は繊細な作業を可能とする特殊な構造をしており、さまざまな操作を高い精度で安全に行うことができます。

これらの手術の利点として、創部が小さいことにより手術後の痛みが軽減されること、整容上のメリットがあること、開腹手術に比べ創部の離開や腸閉塞などの手術合併症のリスクを減らせること、入院期間と社会復帰までの期間が短縮できること、などがあげられます。

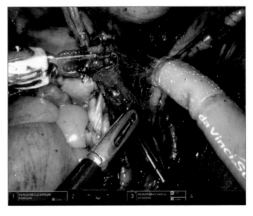

写真2：内視鏡カメラを通した術野所見

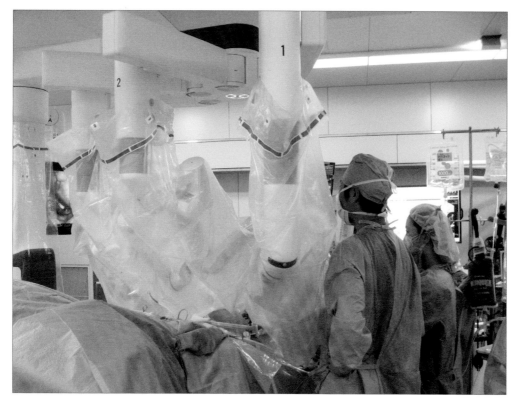

写真1：ロボット支援下手術の実際の様子

子宮頸がんに対する低侵襲手術

　子宮頸がんに対しても早期の場合には手術療法が行われますが、子宮の摘出方法としては子宮周囲の組織を広く摘出し、加えて骨盤内のリンパ節を合わせて摘出する、広汎子宮全摘出術が標準術式とされています。

　子宮頸がんに対しても子宮体がん同様に、腹腔鏡や手術用支援ロボットを用いた低侵襲手術が試みられてきましたが、最近の報告ではこれらの手術は従来の開腹手術に比較し、治療成績が悪いことが示されています。子宮頸がんに対しての低侵襲手術は、当院ではその適応を慎重に検討した上で実施の判断をしています。

子宮頸がんに対する妊孕性温存治療

　子宮頸がんは若い世代に多い病気ですが、子宮の全摘出を伴う根治治療により妊孕性が失われてしまいます。そのため当院では、妊孕性温存の希望がある患者さんに対して、病変のある子宮頸部の一部分のみを摘出し、残った子宮を腟に改めてつなぎ直す、子宮頸部摘出術を行っています（図）。これには開腹手術で行う場合と、腹腔鏡を併用して行う場合が

あります。この手術はがんの根治性と妊孕性温存のバランスをとる必要から、病変の広がりや悪性度、子宮のサイズなど、適応には厳しい基準がありますので個別にご相談ください。

　この手術により子宮の温存が可能であったとしても、再発の有無を含めた長期間のフォローアップが必要です。また、体外受精など生殖医療技術を使わないと妊娠しにくい可能性や、妊娠した場合の早産のリスクが高くなる可能性があります。当院では各分野の専門医師がいますので、総合的なサポートの提供が可能です。

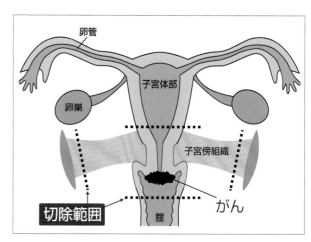

図：広汎性子宮頸部摘出術の摘出範囲

硝子体手術による網膜疾患の治療

眼科
堀口 正之 教授
（ほりぐち まさゆき）

硝子体手術とは

　眼球はカメラのような組織であり、レンズ（水晶体）とフィルム（網膜）と視神経が重要な部分です。水晶体の病気のほとんどは白内障であり、特殊な眼を除き容易な手術で回復できます。網膜の病気は治療が困難でしたが、最近になって新しい薬物と硝子体手術によって回復できるものも増えてきました。

　硝子体手術とは、眼球に小さな孔を開け、そこから眼内の組織、つまり硝子体や網膜、病気によりできた増殖膜の処理を行う手術です。眼科の手術では最も難易度が高いといわれています。眼球の中を顕微鏡で見ることは容易ではないので、当院で開発された広角顕微鏡が世界で広く用いられています。また眼内の組織は光を通す必要があるため透明であり、顕微鏡でも確認しにくいのです。これも当院で創始された眼内組織染色手術が有効です。色素により透明な組織を可視化する手技が世界中で用いられています。さらにこの手術はミクロン単位の手術であり、麻酔が重要です。当院で開発された経テノン嚢球後麻酔により眼球の動きは抑制され、ほぼ無痛で行うことができます。

　このように当院では硝子体手術の重要な三要素、手技、器具、麻酔の開発に成功し、世界に広めた実績があります。最近ではアメリカで開発された3D手術も導入し、三要素をさらに発展させて最先端の硝子体手術を行っています（図1）。当院での硝子体手術

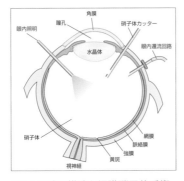

図1：眼球の構造と網膜硝子体手術

件数は年間1500件前後であり、日本でも3本の指に入ります（『週刊朝日MOOK 手術数でわかるいい病院2004 〜 2020』朝日新聞出版、2004 〜 2020 年）。

黄斑上膜と黄斑円孔

　網膜の中心部を黄斑部と呼びます。私たちはこの部分を用いて文字を読み、人の顔を判断したりします。すなわち、物を見る上で最も重要な部分であるといえます。黄斑上膜、黄斑円孔と加齢黄斑変性が頻度の高い病気です。

　黄斑上膜、黄斑円孔は手術により治療します。これらの疾患はクリニックでも断層撮影（OCT、図2）にて容易に診断できます。黄斑上膜は加齢などにより、黄斑部に増殖膜がはることがあり（65歳以上で30%）、その膜が収縮すると、物が歪んで見えたり、物が大きく見えたり、視力が低下したりします。症状が出た場合にはこの膜を手術で剥がす必要があり、硝子体手術を行います。当院では年間400件ほどの黄斑上膜の手術を行っています。

　黄斑円孔は黄斑部に孔が空く病気です。見ようとするところが見えないことになり、視力は低下します。これも硝子体手術で治療します。両疾患では数ミクロンの透明な膜の剥離が必要であり、眼内組織染色を行います。年間に150件の黄斑円孔手術を実施しています。

糖尿病網膜症

　糖尿病網膜症は、糖尿病に罹患後10年ほどで発症するとされる病気です。国内の失明原因のトップ3に入っています。網膜の血管の異常からはじまり、黄斑浮腫や、硝子体出血、網膜剥離を起こして視力が低下します。網膜はカメラのフィルムの役割をし

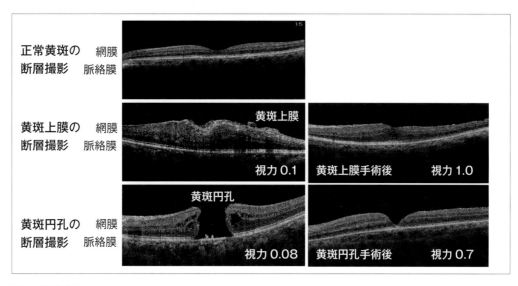

図2：断層撮影

ているので、網膜の中に水がたまったり（浮腫）、網膜下に水がたまったり（剥離）すると見え方は悪化することになります。

また、眼内に出血すれば（硝子体出血）、光がフィルムに届かず、視力は悪くなります。網膜浮腫を治療するためには、新しい薬物（抗毛血管成長因子抗体）を眼内に投与する方法を行います。当院では3種類の薬物を使用することができるため、反応を見ながら薬物を選択しています。薬物が無効な場合には、レーザー光凝固や硝子体手術を行います。薬物が無効な眼は網膜上に膜ができていることがあり、これは眼内組織染色法により除去できます。硝子体出血は硝子体手術により取り除かれます。

糖尿病に起きる網膜剥離は、網膜の上に張った増殖膜により網膜が引っ張られて脈絡膜から剥がれてしまう状態（牽引性網膜剥離）であり、著しい視力低下を起こします。失明の一歩手前です。これも広角顕微鏡と眼内組織染色法で膜を剥がすことにより治療できます（図3）。

網膜剥離

網膜剥離は網膜に孔が空いて起きる裂孔原性網膜剥離、ぶどう膜炎などにより液が網膜の下に染み出して起きる滲出性網膜剥離と糖尿病などによる牽引性網膜剥離があります。網膜が剥離すると網膜は光を捉える機能を失い、物が見えなくなります。最も頻度が

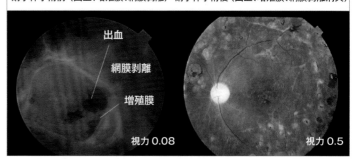

図3：硝子体手術

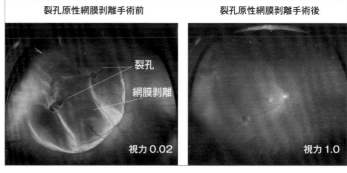

図4：裂孔原性網膜剥離

高いのは、裂孔原性網膜剥離であり、当院では年間300件ほどの網膜剥離手術をしています。

裂孔原性網膜剥離の治療は、強膜内陥術と硝子体手術で行われます。網膜の孔はあらゆるところに空く可能性があるので、当院で開発された広角顕微鏡が極めて有利です。網膜の隅々まで見ることができ、孔を見落とさないのです。また、本来透明である硝子体を眼内組織染色で染色することにより、硝子体は視認できるようになり完全に除去できます。これにより、網膜剥離手術は99％以上の治癒率を達成しています（図4）。

声や嚥下の機能を残す
最新の咽頭がん・喉頭がん手術

耳鼻咽喉科・頭頸部外科
楯谷 一郎 教授
たてや　いちろう

咽頭がん・喉頭がんとは

のどは咽頭と喉頭に分かれており、咽頭は主に飲み込み（嚥下）、喉頭は発声という、人が生活を送るうえで重要な機能に大きく関係しています。咽頭・喉頭の機能が損なわれると、嚥下の機能が低下して食事を口から取れなくなったり、声が出せなくなったりします。

咽頭がん・喉頭がんは咽頭や喉頭にできるがんであり、飲酒や喫煙と関係しますが、最近ではパピローマウイルスが原因の中咽頭がんが増えてきています。これらのがんの治療では、がんを治療するだけでなく、治療後の人生を考えて飲み込みや発声の機能をいかに残すかが非常に重要です。

咽頭がん・喉頭がんの治療

咽頭がんや喉頭がんの主な治療法は手術治療と放射線治療です。以前は首の皮膚を切って外側からがんを取る手術（頸部外切開術）が広く行われてきました。この手術は特に進行がんに対しては、がんを根治するのに必要不可欠で重要な手術ですが、侵襲（体への負担）が大きいため嚥下や発声の機能を犠牲にせざるを得ないことがありました。

そこで最近では早期のがんに対して、のどを温存するために放射線治療あるいは化学療法を併用した化学放射線治療も多くの施設で行われています。のどを残しながらがんを治療するという点で有効な治療法であり、当科でも積極的に行っていますが、放射線治療により唾液を作る唾液腺やのどの組織がダメージを受けるため、治療の後遺症で口の中がカラカラに乾いたり、食べ物がうまく飲み込めなくなっ

たりして、がんが治っても口から食べることができなくなることがあります。嚥下や発声の機能を温存しながらがんを治すためには、がんを早期に発見し、負担の少ない治療で治すことが必要です。

咽頭がん・喉頭がんの早期スクリーニング

咽頭がん・喉頭がんは進行するまで症状が出ないことも多く、早期発見には内視鏡検査が最も有効です。最近では Narrow Band Imaging（NBI）やLED 光源などによる画像強調技術が発達し、これまでの内視鏡では見つけることが困難だった早期のがんを見つけることができるようになっています（図）。また、消化管内視鏡は画像強調技術の性能が高く、咽頭がん・喉頭がんの患者さんは食道がんや胃がんを合併していることが多いため、当院では消化管内科の協力により、上部消化管内視鏡検査のときに咽頭や喉頭も観察するスクリーニングを積極的に行っています。

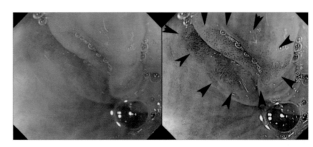

図：咽頭表在がん（左：通常光での観察、右：画像強調技術での観察）（「京都がん研究会メールマガジン第 67 号（2009 年 11 月）」より引用）

咽頭がん・喉頭がんに対する内視鏡手術

早期のがんに対して、口から内視鏡を入れて、モニターで見ながらがんを取る経口的鏡視下手術が開発され、近年注目されています。この方法は胃カメ

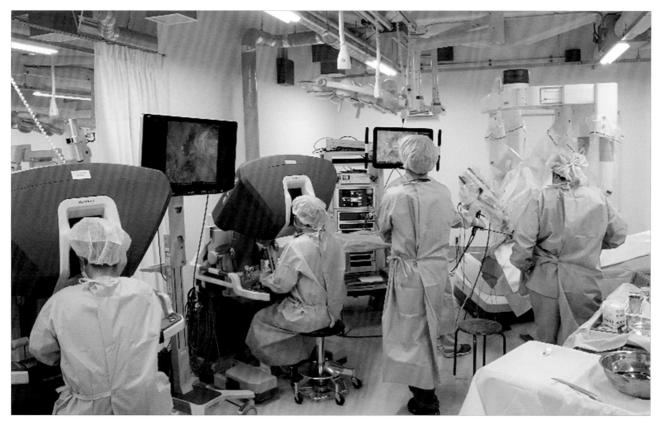

写真1：藤田医科大学カダバートレーニングセンターでのロボット支援手術実習

ラなどを口から挿入して咽頭がん・喉頭がんをモニターに映し出し、口から挿入した手術器具を使ってモニターを見ながらがんを取る手術です。すべての操作を口から行うため、皮膚に傷をつけずに手術を行うことができます。また必要最小限の範囲でがんを取ることができるため、手術後の飲み込みや発声の機能損失を必要最小限に抑えることが可能です。

　この経口的鏡視下手術は2020年度から保険適用となりました。当科の頭頸部がん治療グループは国内有数の経験をもっており、中部地方内外から紹介を受けてこの治療を行っています。

咽頭がん・喉頭がんに対する経口的ロボット支援手術

　経口的ロボット支援手術は手術支援ロボットを口から挿入して、早期の咽頭がん・喉頭がんを切除する手術方法であり、アメリカや韓国を中心に世界的に広まっています。経口的ロボット支援手術では3D内視鏡による鮮明な手術映像を見ながら、手術用器具を術者の意のままに操ることができるため、これ

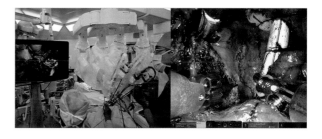

写真2：経口的ロボット支援手術

までは切除が難しかった病変を安全かつ確実に切除することが可能です（写真2）。経口的鏡視下手術と同様にすべての操作を口から行うため、皮膚を切らずに手術ができます。当科では2019年7月に中部地方初の経口的ロボット支援手術を実施し、以後も中部地方内外から紹介を受けて治療を行っています。

　また、この手術をスタートするには日本頭頸部外科学会が作成した教育プログラムに沿ってカダバートレーニング（ご遺体や献体を用いた手術手技研修）を修了する必要がありますが、本学では国内で唯一の本手術のカダバートレーニングを開催しています（写真1）。全国の医師に本学の施設で技術を教授しており、この手術の安全な普及に貢献しています。

藤田医科大学の緩和医療・患者ファーストの八本柱とその実践

緩和医療科
ひがしぐち たかし
東口 髙志 教授

緩和医療科
おおはら ひろし
大原 寛之 講師

緩和医療とは

「緩和ケア」「緩和医療」と聞いて皆さんは何を思い浮かべるでしょうか？「ホスピス」や「終末期医療」といったことばを連想する方が多いと思います。もちろん、終末期がんの患者さんが最期を迎える場所として当院の緩和ケアセンター（緩和ケア病棟）を利用することもありますが、決してそれだけではありません。緩和ケアは、がんの診断や治療とともに始まる医療です（図1）。

緩和医療の八本柱

藤田医科大学の外科・緩和医療学講座（緩和医療科）は、2003年10月1日に、わが国最初の、世界で23番目の緩和医療学講座として誕生しました。最初は七栗記念病院（三重県津市）だけに緩和ケア病棟がありましたが、2010年3月に藤田医科大学病院に19床の緩和ケア病棟を開設し、さらに2018年5月からは計37床と増床し、現在の緩和ケアセンターがオープンしました。患者さんや家族の多種多様なニーズにお応えできるように誠心誠意、患者ファーストで活動しています。基本となるのが「緩和医療の八本柱」です（表）。

Ⅰ. 癒し環境の提供
Ⅱ. 全人的医療の実践
Ⅲ. 緩和ケアNSTの設立
Ⅳ. コミュニティの構築
Ⅴ. 腫瘍学の導入
Ⅵ. 自立型地域連携の創設
Ⅶ. 情報共有と発信力の強化
Ⅷ. 幸せな人生の提示（劇場型緩和ケアの開発）

表：緩和医療の新しい試み・八本柱

①癒し環境の提供

すべての療養環境で必要なことですが、癒し系絵画の鑑賞や音楽療法、アロマセラピー、マッサージなども含めて、患者さんに心地よく過ごしていただける環境を整えています。

②全人的医療の実践

病棟コンセルジュを設置し、患者さんおよび家族からの要望の実現を図り、外来初診時や入院時に、病状や症状の経時的変化について分かりやすく説明し、「人生会議」を含めて、患者・家族とともにどのように過ごしていくかを一緒に考えてまいります。また痛みについても医療用麻薬を適切に使用し、
とうつう
疼痛の原因を追究し、除去に努めて痛みを和らげます。

③緩和ケアNST（栄養サポートチーム）の設立

2003年七栗記念病院で行った緩和ケア病棟入院時の栄養状態を調査した結果では、8割以上の患者さんが高度の栄養障害でした。そこで私たちは患者さん個々人の病状に併せて最適な栄養管理を提言する、わが国初の緩和ケアNSTを立ち上げ、栄養障害の是正、必要な栄養素を含む補助栄養食品の開発、利用を推進しています。これにより一度はあきらめかけた在宅療養が叶うかたも増えています。

④コミュニティ（相補的支援システム）の構築

病院では、お互いを知ることもなく孤独に闘病生活を続けておられる患者さんが少なくありません。当科では個室の並ぶ、いわば「長屋」形式の緩和ケアセンターに、コミュニティルームという
いどばた
「井戸端」を導入し、週1回のお茶会や各種のイベントを通して、緩和ケアセンター入院中の患者さんや家族との社交の場を提供しています。これはお互いを助け合う支援の輪を生み、他の家族と交流する

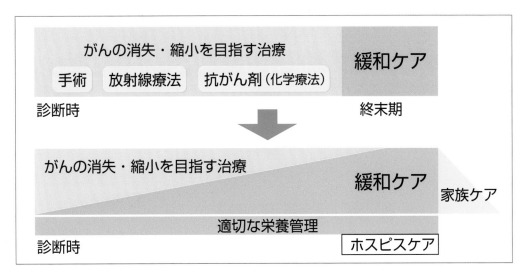

図1：緩和ケアの考え方の変遷

ことで励まされ、癒されたとの声が聞かれています。

⑤腫瘍学の導入

「緩和ケア」というケア中心の医療から、がんの代謝動態など科学的な追及を行い、"ひとはどのように最期を迎えるのか"について常に考えながら診療・研究を行っています。2007年から月に一度「緩和ケアキャンサーボード」を行い、医師以外に看護師、薬剤師、管理栄養士、臨床検査技師等のスタッフが集まり、各職種の専門性を生かした議論を行って明日からの診療に役立つよう努力しています。

⑥自立型地域連携の創設

急性期医療、慢性期医療、在宅医療を行う上で、地域の医療機関、施設等との連携が欠かせません。当科では2009年より三重緩和医療研究会、2011年より愛知緩和医療研究会をそれぞれ立ち上げました。さらに2014年からは地域連携ネットワークを発足させ、インターネット双方向システムを用いた勉強会を月1回開催し、参加いただく地域の皆さんと「顔の見える関係づくり」を続けています。

⑦情報共有と発信力の強化

当科スタッフはネットワークを通じた交流で、病院だけではなく、診療所や在宅施設などと、迅速な情報共有を行うとともに、ホームページやさまざまなソーシャルメディアネットワークを通じて当科の取り組みを発信しています。

⑧幸せな人生の提示（劇場型緩和ケアの開発）

患者さん一人ひとりには歴史があります。その人を全人的医療で支えるためには、その背景を知り、どんな苦痛を感じているのか、どのようにすれば「いきいきと生き、幸せに逝く」ことができるのか、私たちは多職種のチームで情報を共有し、幸せに生きることができるように支援しています。

緩和ケアセンターの構築

これらの緩和医療を実現するためには、緩和ケアセンターと緩和ケアチーム、緩和医療科の外来および訪問看護ステーションなどの在宅医療部門がうまく連携をしていくことが必要不可欠です。私たちはすべての部門を有機的に結び付けて「緩和ケアセンター」（図2）を構築し、これからもがん患者さんや家族の幸せを支えていければと思います。

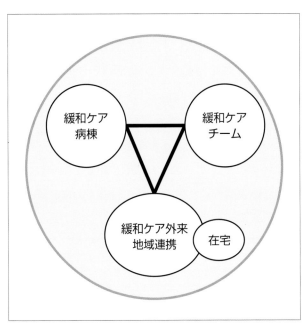

図2：緩和ケアセンター

適切な治療に結びつく病理診断を

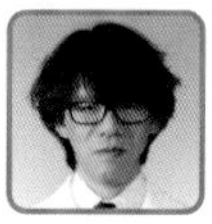

病理診断科
塚本 徹哉 教授
つかもと てつや

精度の高い病理診断へのアプローチ

病理診断科は、臨床医が患者さんから検査のために採取した小さな検体（生検）や治療のために切除した検体（手術検体）を、肉眼的にあるいは顕微鏡的に調べ、腫瘍や炎症といったさまざまな病気の種類や程度を明らかにする部門です。

検体は、腐敗防止と組織の形態の保持のためにpH7 程度の中性緩衝ホルマリンを用いて、6 時間から72 時間程度の適切な時間、固定します。固定不良だと組織の腐敗や変性がすすみ、過固定だとタンパクの変性や遺伝子の分解により解析に悪影響が起こります。手術検体の場合、病変の大きさや色、硬さなどの特徴の把握も重要です。

次に、組織切片作製のために、検体を 2.5 × 5cm 程度の大きさに切り、アルコールで脱水した後、パラフィン（ろうそくのロウのようなもの）内に埋める（包埋）作業を行います。この操作によって組織が安定化し、数年に渡って保存と使用が可能です。このホルマリン固定パラフィン包埋組織（Formalin fixed paraffin embedded tissue, FFPE）を、ミクロトームでパラフィンごと 3 μm ほどの厚さに薄切し、さまざまな染色を行って標本ができあがります（図1）。臨床情報を加味し、肉眼的、顕微鏡的に十分な観察を行って、最終的な病理診断を実施します。

確定診断へのアルゴリズム

がんの診断には、組織診とともに細胞診からも重要な情報が得られます。細胞診では、痰や尿中に剥離した細胞（剥離細胞診）を検査する方法や、
はくり

ホルマリン固定	標本の作製
・10% 中性緩衝ホルマリン ・固定時間：翌日から3 日以内 （タンパクや遺伝子などを 良好な状態に保つ）	・ヘマトキシリン・エオジン (HE) 染色 ・特殊染色 ・免疫染色 ・遺伝子検査

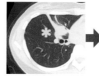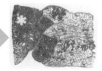

臨床	肉眼所見：	顕微鏡所見：
放射線画像 内視鏡画像 ・生検 ・手術	・病変の広がり、性質、 　質感を把握 ・標本の作製部位を 　選ぶ	・病変の組織診断 ・大きさ・広がり ・浸潤の程度 ・脈管侵襲 ・断端 ・リンパ節転移

図1：病理標本の作製

肺や乳腺などの病変部に針を刺して得られた細胞（穿刺吸引細胞診）を調べる方法があります。それ
せんしきゅういんさいぼうしん
らをスライドガラスに貼り付けて、パパニコロー染色やギムザ染色などにより染色を行います。また、集めた細胞を組織切片のように扱うセルブロックという方法もあります。

肺がんでは、小細胞がんの診断に細胞診は欠かせません。一方で、腺がんや扁平上皮がんといった非
せん　　　　　　　　　　　　　　へんぺいじょうひ
小細胞肺がんの分類は苦手です。従来は、がんの組織型の判定は、病理医の経験に基づいて決めていましたが、近年では、がんの種類によって異なるタンパク質を持っていることを免疫染色という技術によって区別できるようになりました。肺がんでは、腺がんと扁平上皮がんが、それぞれ TTF-1 と p40 陽性であり、それによって適切な抗がん剤が使えるようになりました。

このように、さまざまな手法を組み合わせて的確な診断ができるように診断における思考の手順（アルゴリズム）を考えて行っています（図2）。

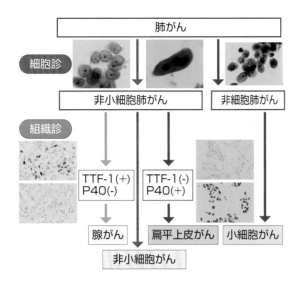

図2：肺がんの生検診断アルゴリズム

治療に結びつく病理診断

　がんは、がん遺伝子の活性化、がん抑制遺伝子の不活化など、いくつもの遺伝子異常の蓄積で起こってくることが分かってきました。がん遺伝子の活性化には、変異、増幅、転座といった異常があり、それを調べることで、適切な分子標的薬を決めたり、がんの種類を確定診断したりすることができます。

　胃がんでは、染色体17番のHER2遺伝子の増幅が原因で、HER2という受容体型チロシンキナーゼの増幅があるものがあり（図3）、トラスツズマブという分子標的薬が効果的です。フィッシュ法（fluorescent in situ hybridization、FISH）では、正常部位のセントロメア（緑色）に対してHER2遺伝子（オレンジ色）が数十倍に増幅していることが分かります。

　肉腫の一種である末梢性未分化神経外胚葉腫瘍（PNET）では、染色体22番長腕12のEWSR1遺伝

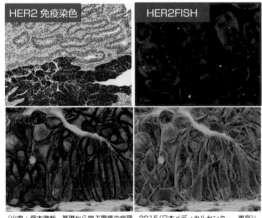

（出典：塚本徹哉、基礎から学ぶ胃癌の病理、2015〈日本メディカルセンター、東京〉）

図3：胃がんでのHER2の増幅：免疫染色とフィッシュ法による診断

子が切れて別の遺伝子と結合して活性化する転座が起こります。病理切片で、染色体の切断点の両側をオレンジ色と緑色の蛍光色素で調べるとそこが切断しているかどうかが分かります（図4）。近年では、自分の免疫の力を利用してがんを攻撃する方法の開発が進んできています。肺がんでは、がん細胞にPD-L1というタンパク質があるかどうかを検査することで、免疫チェックポイント阻害剤である抗PD-1抗体が有効かどうかの判定をします（図5）。

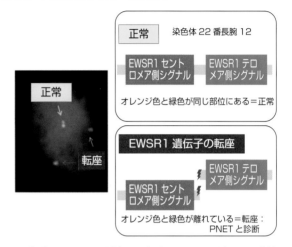

図4：肉腫でのEWSR1遺伝子の転座：フィッシュ法による診断

　さまざまながんで起こっている異常を標的とするのが分子標的薬であり、その異常を調べるためにセットで開発された検査がコンパニオン診断といわれている検査法です。また、がん遺伝子パネル検査では、がんの遺伝子を網羅的に調べて未知の変異を明らかにし、より的確に患者さんの治療方針の決定に結びつけられるようになってきました。

　このように、病理標本は診断のためだけではなく、治療方針の決定にも大きな役割を果たすようになってきています。

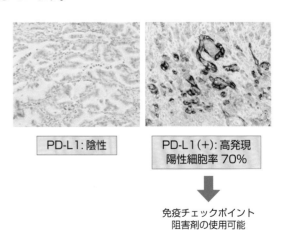

図5：肺腺がん症例：PD-L1免疫染色による免疫チェックポイント阻害剤使用可否の判定

高齢者の大腿骨近位部骨折（頚部骨折・転子部骨折）に対する早期手術の取り組み

救急科
田島 康介 教授
たじま　こうすけ

救急科
吉田 昌弘 准教授
よしだ　まさひろ

増加する高齢者の大腿骨近位部骨折

　高齢者が転倒して「脚のつけ根」（＝股関節周囲）を痛がる場合は、ほとんどが大腿骨近位部骨折（頚部骨折・転子部骨折、図1、2）です。国内における年間患者数は2002年に11万人であり、2009年には13万人、2016年には20万人と高齢化社会を反映して増加しており、2042年には32万人まで増加すると予想されています。

　高齢者は【frailty】すなわち脆弱性・許容力低下を持ち合わせ、手術を受けられるようになるまでの待機期間による筋力低下、歩行能低下や、肺炎、褥瘡、深部静脈血栓などの合併症が、術後の入院期間や社会復帰期間にまで大きく影響します。一般に、手術が1日遅れると筋量は0.5％／日、筋力は4％／日低下するとされ、またリハビリテーションの開始が1日遅れるごとに歩行能獲得に2.8日を要する[1]とされ、すなわち、手術まで1週間の待機があると、筋力は2〜3割低下し、リハビリテーションは3週間余分にかかることとなります。早期に手術を行うことが術後の合併症や入院期間を低減させ、患者の機能予後や生命予後、医療経済にも有利であることについては数多くの報告があります[2][3][4]。

当院での治療方針

　しかし高齢者は、何かしらの内科の既往があったり、複数の薬剤を服用していたり、術前検査をしてみると今まで気づいていなかっただけで、心臓や腎臓の機能が極端に低下していることも多々あります。つまり、手術をする上で、全く健康上のリスクがない、という高齢者はほぼいません。こういった

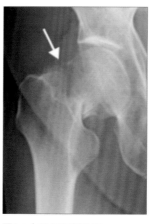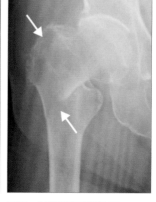

図1：大腿骨頚部骨折　　図2：大腿骨転子部骨折

高齢者に、迅速に手術前の検査を行い、その結果に基づいた評価や治療を行って、安全に手術を行えるよう管理し、術後も内服薬や食事も含めた内科管理を行っていくことが必要となります。

　当院救命救急センターは、救急外来（ER）から救命病棟（救命ICU、GICU、災害外傷センター）を、整形外科専門医、内科専門医、外科専門医など各専門医資格を有する救急医が集まって運営しており、大腿骨近位部骨折の患者さんがERを受診した時点で、手術日程までを想定し手術前検査を直ちに開始しています。

　高齢者の大腿骨近位部骨折は、手術によって早期に離床を進めた方が、手術をしないよりも予後が良いことが明らかとなっているために、原則手術を選択しています。

　また、手術を行ったにもかかわらず、しばらくベッド上で安静にしないといけなかったり、歩く練習を開始できなかったりしては、手術を行った意味がありません。当院では原則全例、手術翌日から歩行練習を開始できる手術方法を選択し、患者さんの早期

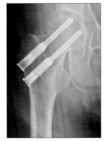
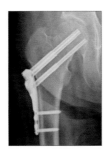
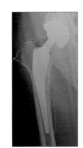

図３：骨接合術
（スライディングスク
リューによる手術）

図４：骨接合術
（プレート付きスク
リューによる手術）

図５：人工骨頭
挿入術

社会復帰を目指しています。

　このような方針のもと、2016 年 10 月より、本骨折に対して来院後 48 時間以内に手術を行うことを原則＊とし、手術待機日数が以前より約 7 日間短縮したところ、入院期間が 30 日以上も短縮しました。

＊手術を行えるような全身状態である場合

実際の治療方法

　年間 150 ～ 200 件程度の手術を実施していますが、約 1 割の患者さんは、ER からそのまま手術室で手術を行い、それから入院になります。すなわち緊急手術を行っています。

　患者さんの中には、来院した時点で重篤な内科の合併症や他の外傷との兼ね合いで、すぐに手術を行えない患者さんもいますが、全体平均で入院後 2.1 日で手術を施行することができています。24 時間以内に手術を行った患者さんは全体の 49％、48 時間以内は 66％となっています。

　早期に手術を行うために、以下のような手術に必要な手術機材は病院内に複数、いつでも使える状態で常備しています。また熟練した医師が手術を担当しており、過去 3 年間の手術時間は全体平均で 30 分程度と短時間で終了しています。

　実際にどういった手術を行っているかを紹介します。

（1）大腿骨頚部骨折（図1）

　図で示した部位が大腿骨の「頚部」です。ここが折れた場合は、骨をくっつける手術（骨接合、図3、4）か、ずれが大きい場合は金属製のものに入れ替える手術（人工骨頭挿入術、図5）かのいずれかを行います。また骨折の線の入り方によっても手術方法が少し変わります。さらに、症例によっては人工骨頭ではなく人工関節置換術（ちかんじゅつ）を行うこともあります（図6）。

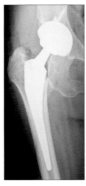
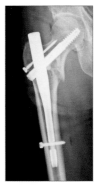

図６：人工関節
置換術

図７：骨接合術
（髄内釘による手術）

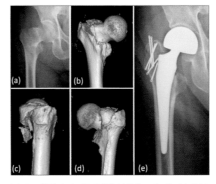

図８：粉砕した転子部骨折（a-d）に対する
人工骨頭挿入術と大転子骨折の再建（e）

（2）大腿骨転子部骨折（図2）

　図で示した部位が大腿骨の「転子部」です。ここが折れた場合は、基本的には骨をくっつける手術（骨接合）を行います（図7）。しかし、中には非常に粉砕している場合があり、骨接合を行っても早期に体重が掛けられず、何週間か車いすに乗るまでしかできないことがあります。当院では、そのような骨折の場合にも、早期に体重を掛けることができるように人工骨頭挿入術を行っています（図8）。

　この方法は難易度が高いため、行っている病院は多くはありません。

【参考文献】

1 ）山口徹、他：大腿骨近位部骨折手術患者の手術待機期間と歩行能力獲得について. 臨床整形外科43:1177-1181,2008

2 ）前原孝、他：大腿骨近位部骨折に対する早期手術―抗小血板剤・抗凝固剤内服症例の検討― 骨折31: 550-553, 2009

3 ）Chiristpher GM et al.: Early mortality after hip fracture: Is delay before surgery important? J Bone Joint Surg 87-A, 483-489, 2005

4 ）Bottle A et al.: Mortality associated with delay in operation after hip fracture: observational study. British Medical Journal 2006; 332: 947-951

5 ）日本整形外科学会、日本骨折治療学会監修：大腿骨頚部/転子部骨折診療ガイドライン2011年、南江堂、東京

1人でも多くの重症外傷患者の救命を目指す

災害・外傷外科
ひらかわ　あきひこ
平川 昭彦 教授

生命の危険を有する重症外傷患者に対して

　救命救急センターは、生命に危険がある重症な患者さんを救命するために受け入れを行う施設です。特に重症外傷患者に関して、医師がいかに迅速で的確な診断・治療を行っていくかということが、救命の要となります。

　また、対応する病態も多岐にわたり、各診療科にまたがった対応が必要なことも多くあります。ただ近年、外科の臓器別診療による専門性の細分化により、重症多発外傷などの患者さんへの初期対応・手術・集中治療を迅速かつ適切に対応できる施設は多くありません。災害・外傷外科では多発骨折や臓器損傷など、単独の科で診断・治療ができない重症外傷患者の初期治療から入院後の治療まで、全力を尽くして治療にあたっています。

　特に、ドクターカーで現場にて救急処置を行うことを含めた初期治療だけでなく、その後の各科にまたがる手術などの根本治療、リハビリテーションを含めた入院治療を、遅滞なくスムーズに行っていくことは患者さんの機能改善につながり、早期社会復帰が可能になると考えています。当科は救急科・総合内科など多くの科と連携することで、患者さんの治療戦略を立て、診療を行っています。

災害・外傷外科の体制

　当科では、外傷・救急外科疾患に対する術前検査、手術、術後管理を外科専門医・救急科専門医や他科との共同で行っています。

　現在、扱っている疾患は、多発外傷（頭部・顔面・胸部・腹部・骨盤・脊椎・四肢など）、熱傷（体表面積10％以上）、中毒などの患者さんで、年々増加傾向にあり年間350例程度です。手術は院内の手術室で行いますが、手術室まで間に合わない症例、例えば腹部臓器破裂による出血性ショックなど、循環動態の不安定な患者さんに対しては、初療室で処置や緊急の開胸・開腹術を行うこともあります（写真1）。

　また、飛び降り・刺創・中毒など身体的な問題と精神症状が合併し、自殺目的とした複雑に絡み合っている症例の方が毎年100例以上入院しています。当院では、救命救急センター部門に精神科医を配置し、このような患者さんに対して当科と精神科がカンファレンスや併診することで、身体的な治療だけでなく、併行して精神的な治療を行い円滑な身体治療に努めています。特に一酸化炭素中毒の患者さんでは、高圧酸素療法（写真2）など計画的な治療法を行っており、多くの患者さんが近隣の病院や救命救急センターから紹介搬送されてきます。

救命から運動機能回復まで

　災害・外傷センターに搬送された外傷患者は、手術などが終了し全身状態が安定した時点で、一般病棟へ転棟されます。救急搬送される患者さんのうち、内科系の救急患者は救命さえできれば、比較的早期に急変直前の状態に戻ることが多いのですが、外傷患者は受傷直前まで全くの健康体であった方がほとんどであり、救命できたとしてもその時点での全身状態は受傷直前の状態にはほど遠いことが多く見受けられます。

　一昔前まで重症外傷患者は「とりあえず救命する」という概念でしたが、今では「救命だけでなく運動機能を回復させる」という考えになっており、極め

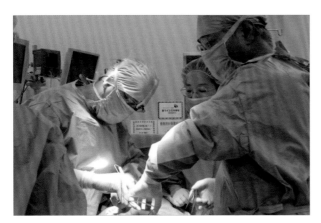

写真1：初期診療での緊急手術

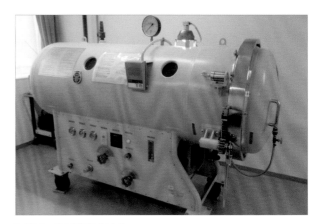

写真2：高圧酸素療法室

て重要なことです。そのために、救命のための治療と併行して、機能回復のためのリハビリテーションを集中治療室から開始しています。また、初期治療にあたった医師が最後まで関与して、その機能予後を知ることは初期治療の改善に有用です。

したがって、外傷の治療は初療からリハビリテーションまでの治療が必要であり、重症状態が改善したためその途中で転院することは、最終的に治療成績の悪化につながります。当科ではリハビリテーション科と定期的にカンファレンスを行うことで、リハビリテーションを含めた機能回復のための治療にも力を入れています。

災害医療

災害分野では、DMAT（災害時派遣医療チーム）の一員でもあり、当院スタッフは熊本地震やフィリピン台風などで現場に直行し、活動をしています。また、西日本豪雨では被災地で災害コーディネートを行うことで、孤立した病院患者の移送を計画しました。伊勢志摩や大阪サミットでは医療班として活動しました。テロ災害が叫ばれる中、当科スタッフはこれらに対応できる技術を持つよう、日頃より励んでいます（写真3）。

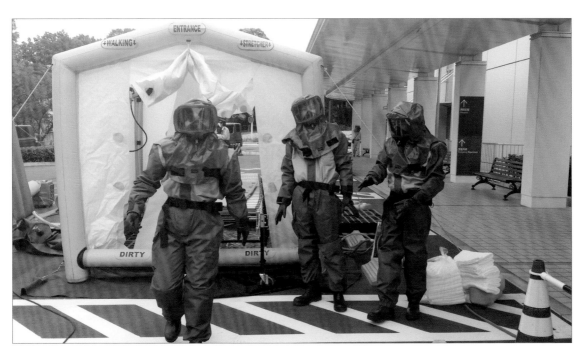

写真3：DMAT 訓練

大動脈瘤に対するステントグラフト内挿術

放射線科
外山 宏 教授
（とやま ひろし）

放射線科
加藤 良一 教授
（かとう りょういち）

大動脈瘤とは？

　大動脈は体の中で最も太い血管で、心臓から上向きに出る部分を上行大動脈、脳に血液を送る3本の血管を枝分かれさせながら弓状に左後方へ大きく曲がる部分を弓部大動脈、背骨の左側を下方に走行する部分を胸部下行大動脈といい、これらをまとめて胸部大動脈と呼びます。さらに横隔膜を貫き、背骨の左前側を走行する部分を腹部大動脈と呼びます（図1）。

　大動脈の中には高い圧力（血圧）がかかっているので、動脈硬化や外傷などで血管の壁に弱くなった部分があると、膨らんで瘤（こぶ）が生じることがあります（図2）。これが大動脈瘤（だいどうみゃくりゅう）です。大動脈瘤が大きくなると、血管の壁は徐々に薄く弱くなり、ついには破裂します。大動脈瘤ができてもほとんどが無症状ですが、破裂すると激烈な痛みや大出血による意識障害などを起こし、突然死することもあります。

ステントグラフト内挿術とは？

　大動脈瘤の治療として、従来から大動脈瘤を人工血管と交換する人工血管置換術（じんこうけっかんちかんじゅつ）が行われてきました（図3）。しかし、これらの手術は胸部や腹部を大きく切開（開胸・開腹手術）する必要があるため、患者さんにとって肉体的負担（手術侵襲）（しんしゅう）が非常に大きな治療法となっています。近年、X線テレビをガイドにして血管疾患を低侵襲に治療する血管内治療が進歩してきました。その1つとして大動脈瘤に対するステントグラフト内挿術があります。

　ステントグラフトとは人工血管（グラフト）にバネ状の針金（ステント）を組み合わせた器具で、押し縮めることにより鉛筆程度の太さのチューブ（カテーテル）に格納することができます（写真）。これを足の付け根の太い動脈から体内に挿入し、X線テレビで観察しながら大動脈瘤まで誘導します。ステントグラフトをカテーテルから出すと、バネの力で自然に展開し、大動脈瘤の内側から人工血管を留置することができ、人工血管置換術と同等の治療効果が得られます（図4）。

　ステントグラフト内挿術は、皮膚の局所麻酔を行ったのちに足の付け根の皮膚を5cm程度切開しますが、開胸・開腹手術の必要はありませんので、通常は全身麻酔の必要もなく、患者さんにとって肉

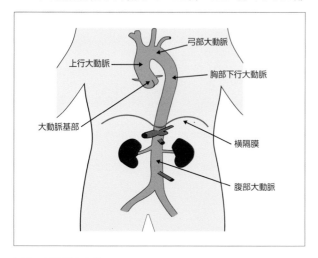

図1：大動脈の名称

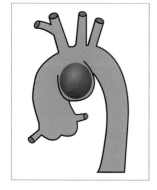

図2：弓部大動脈瘤

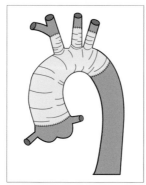

図3：弓部大動脈瘤に対する
人工血管置換術

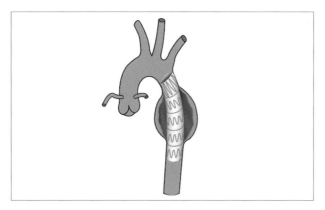

図4：胸部下行大動脈に対するステントグラフト内挿術

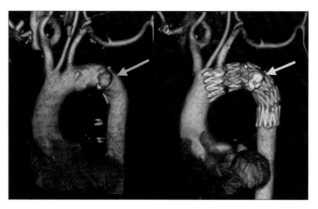

図5：弓部大動脈瘤に対するステントグラフト内挿術の3次元CT
弓部大動脈瘤（左図）に対してステントグラフト内挿術（右図）にて治療しました。矢印は大動脈瘤を示します

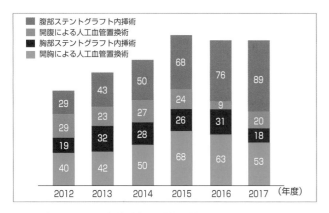

図6：当院における大動脈瘤の手術件数
ステントグラフト内挿術の手術件数は増加傾向にあります

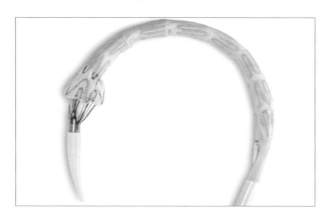

写真：ステントグラフト
白いカテーテルに格納されているステントグラフトを少しカテーテルから押し出し、先端部分が一部展開しています

体的負担の少ない低侵襲治療です。手術の翌日には食事もでき、歩くこともできます。さらに、入院期間もきわめて短く、社会復帰にも時間がかかりません。従来の手術は心臓血管外科医が行ってきましたが、ステントグラフト内挿術はX線テレビ画像を観察しながらカテーテルを操作しますので、血管造影や血管内治療を得意とする放射線科医と心臓血管外科医が協力して行っています（図5）。近年、当院においてもステントグラフト内挿術の手術件数は増加傾向にあります（図6）。

大動脈瘤の治療方針の決定

ステントグラフト内挿術では多くの大動脈瘤を低侵襲に治療可能ですが、すべての大動脈瘤を治療できるわけではなく、開胸・開腹手術による人工血管置換術が必要な場合もあります。

例えば、ステントグラフトの両端2cmは動脈瘤の前後の正常な大動脈に置く必要がありますが、正常な大動脈がない場合は治療ができません。また、

大動脈から出て脳や腎臓へ血液を送る動脈の入り口にステントグラフトを置いてしまうと、これらの臓器への血流が途絶し、脳梗塞や腎梗塞などの重篤な合併症が起きますので、通常のステントグラフト内挿術はできません。このほかにもステントグラフト内挿術には、大動脈の形や大きさにより制約があります。現在では複数のステントグラフトが市販されていますが、その形状や特徴にも違いがあります。

当院では、心臓血管外科と放射線科の合同カンファレンスで多数の専門医が患者さん一人ひとりの病状について話し合い、最適な治療法を決定しています。

診療を希望される場合の窓口

当院での大動脈疾患の診断と治療は心臓血管外科が担当していますので、来院の際は心臓血管外科を受診してください。ステントグラフト内挿術に際しては、心臓血管外科医と放射線科医がチームとして治療にあたります。

体にやさしい 高精度放射線治療

放射線腫瘍科
林 真也 教授
はやし しんや

放射線治療の進歩

放射線治療の進歩は著しく、以前と比較し副作用もかなり軽減しており、外科手術と匹敵する治療成績のがんもあります。また体への負担も少ないため、高齢者や手術が難しい方などにも適応があり、外来治療も可能です。特に、高精度放射線治療は副作用も少なく、治療効果も高く体にやさしいがん治療です。

高精度照射とは

高精度照射とは腫瘍に正確に（数ミリ以内での精度）で、かつ正常な組織への照射を極力抑えつつ腫瘍に十分な放射線量を過不足なく照射する放射線治療です。これを可能にする照射技術の代表的なものには定位照射、強度変調放射線治療（IMRT：アイエムアールティ）とさらに最近では強度変調回転放射線治療（VMAT：ブイマット）とIMRTとVMATを合わせたハイブリッド照射があります。これを実現するには新しい照射装置（リニアック）、特に画像誘導（IGRT）機能があるものが必須です。

当院では2台の高精度照射装置で治療を行っています（ノバリスTx、トゥルービーム）。治療の頭脳として治療計画コンピュータの能力も重要です。定位照射専用iPlan（アイプラン）とIMRT専用RayStation（レイステーション）で対応しています。このような機械、システム以上に安心で安全に治療を受けていただくためスタッフの質はさらに重要です。

当院では放射線治療専門医、医学物理士、放射線治療専門技師、放射線治療専門看護師が専門で治療にあたり、きめ細かい治療を提供しています。

定位照射の実際

いわゆるピンポイント照射といわれるもので、多方向から少ない放射線を照射し腫瘍に線量を集中させ、周囲正常組織には強い放射線線量を避けることができます。腫瘍の大きさ、部位により1回で照射する定位手術的照射（SRS）と、数回に分けて照射する定位放射線照射（SRT、SBRT）があります。定位照射は脳、頭頸部腫瘍、肺腫瘍、肝臓腫瘍と前立腺がんなどに行われます。

脳腫瘍：ガンマナイフのピン固定と違い、痛みのないシエル固定で照射します（写真）。

1cm以下の転移性脳腫瘍なら1回の照射（SRS）で90%以上が制御されます。

肺がん・肝臓がん：4〜8回の外来照射で照射可能。Ⅰ期肺がんでは90%程度の局所制御率で手術に匹敵します。手術困難な肺機能が悪い方、高齢の方にお勧めできる治療法です。副作用の放射線肺炎も少なく、発症しても軽度です（図1）。いずれも外来通院でも治療ができます。

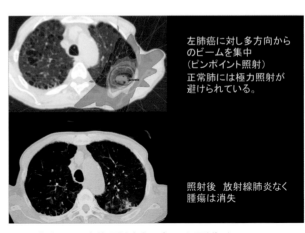

左肺癌に対し多方向からのビームを集中（ピンポイント照射）正常肺には極力照射が避けられている。

照射後 放射線肺炎なく腫瘍は消失

図1：肺がんへの定位照射（ピンポイント照射）

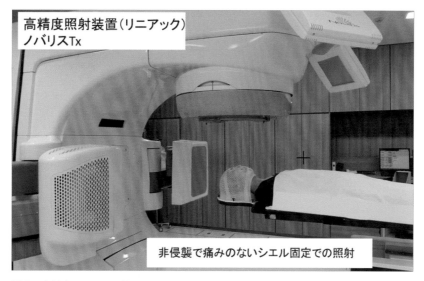

写真：高精度リニアック装置での脳定位照射

IMRT（強度変調放射線治療）の実際

腫瘍の形状が不整形で、避けるべき正常組織が隣接している場合に専用のコンピュータを用い照射野の形状を変化させた固定ビームで、腫瘍の形に適した照射をする新しい照射方法です。周囲の正常組織への照射を抑えることができるため、以前よりまして腫瘍に十分な照射が可能です。

VMAT（強度変調回転放射線治療）の実際

固定ビームでのIMRTの発展型の照射法です。照射装置（リニアック）を回転させながら照射範囲と放射線量を変化させることでIMRTより精密な治療が可能であり、照射時間も数分と短時間ですみます（図2）。当院では脳、頭頸部、前立腺、肺がんなどを中心に、限局した悪性腫瘍はVMAT照射で行っています。

ハイブリッド照射（IMRT/VMAT）

IMRTとVMAT照射を合わせた照射法で、それぞれの照射法で正常組織の線量の低減が難しい場合には有効な照射法です。この照射法を可能にするには、専用の最新コンピュータでの同時最適化計算が必要です。当院ではRayStationという放射線治療計画装置で行っています（図3）。がん治療の進歩、特に放射線治療の進歩は、コンピュータとソフトウェアの進歩でも加速されます。当院では常に新しいソフトウェアで体にやさしく、効果の高い照射法を提供しています。

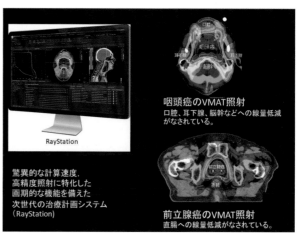

図2：VMAT照射の実際

図3：最新の治療計画コンピュータと治療計画

社会復帰を目指す集中治療

 麻酔科・ICU（集中治療部）・ペインクリニック
にしだ おさむ
西田 修 教授

麻酔科・ICU（集中治療部）・ペインクリニック
しばた じゅんぺい
柴田 純平 准教授

集中治療とは？

　集中治療とは、「生命の危機にある重症患者さんを、24時間の濃密な観察のもとに、先進医療技術を駆使して集中的に治療するもの」と定義されています。診療技術の進歩、診療機器・モニターの進歩により、集中治療自体がめざましい進歩を遂げていますが、専門トレーニングを受けたドクターやコメディカルがその診療に深く関与することが、患者さんを救うために最も重要と考えられています。

　今も昔も「人」が24時間体制で集中治療を支えています。重症患者さんを治療する場所であるからこそ、高い質で効率の良い診療を行う集中治療専門スタッフからなる「集中治療チーム」の存在が不可欠です。

集中治療専門医による集中治療

　集中治療室での治療には、集中治療専門医が常駐して治療の必要な患者さんの治療を行う「Closed System」と主治医が集中治療室を利用して治療を行う「Open System」の2通りあります。当院では麻酔・侵襲制御医学講座のスタッフである集中治療専門医が24時間常駐し治療にあたる「Closed System」を採用しています。「人」が重要な要素である集中治療室では、その専門性が大切な要素であることは前述の通りですが、そこに麻酔医の特技である「きめ細やかさ」が加わることで、より一貫した、常に患者さんと向き合う治療を可能としています。

　また、当院集中治療室では、血液浄化療法（血液透析と同じ要領で病気に悪影響を及ぼす物資を除去する治療）や、心臓や肺が働かなくなった患者さんの血液をポンプで体の外に出して、人工の肺を通し、酸素と二酸化炭素を交換して戻す治療（ExtraCorporeal Membrane Oxygenation：ECMO）など、先端の治療も同時に提供しています。

集中治療がもたらした生への光

　「集中治療の進歩」「集中治療専門医による治療」「優れた集中治療チーム」により、集中治療室における重症患者さんの治療成績は飛躍的に向上しました。短期的に見れば、入室患者さんの死亡率は著しく改善し、2002年の報告では国内における集中治療室での死亡率は10〜15%程度です。当院集中治療室ではさらに低く1〜2%であり、多くの方は生存退室が可能となっています。

集中治療室退室後の経過

　集中治療の進歩が患者さんの治療に光明を与えて「命」を救うことになりましたが、重症病態である場合、そのダメージは計り知れません。そのため、完全に回復することができず、例えば重症肺炎で集中治療室に入室した患者さんの3年後の死亡率は40%近いと報告されています。また、全身に菌が回って臓器がいくつも障害を起こす敗血症という疾患から集中治療によって生還し退室した患者さんでも、3分の1の方が6か月以内に亡くなっているというデータもあります。それ以外にも、認知機能の低下、患者さん本人や家族のうつ病発症などが知られており、これらを総称して「集中治療後症候群」（Post Intensive Care Syndrome：PICS）と呼んでいます。

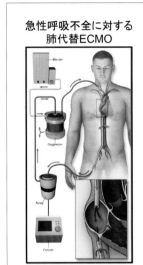
急性呼吸不全に対する
肺代替ECMO

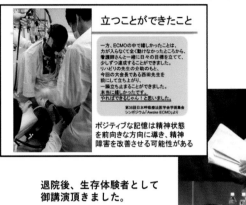
ECMOにより重症肺炎より生還し、ご自身の努力と集中治療チームの熱意と
PICS対策の結果、完全社会復帰された1例（ご本人様の許諾、了承済み）

立つことができたこと

一方、ECMOの中で難しかったことは、
力が入らなくて全く動けなかったところから、
看護師さんと一緒に日々の目標を立てて、
少しずつ達成することができました。
リハビリの先生の介助のもと、
今回の大会長である西田先生を
前にして立ち上がり、
一瞬立ち止まることができました。
本当に嬉しかったです。
やれば出来るじゃん！と思いました。

第38回日本呼吸療法医学会学術集会
シンポジウム「Awake ECMO」より

ポジティブな記憶は精神状態
を前向きな方向に導き、精神
障害を改善させる可能性がある

退院後、生存体験者として
御講演頂きました。

図：ECMO の仕組みと生還された患者さんの実例

PICS 対策

PICS の要因として、①疾患の重症度、②医療介入、③環境要因、④精神的要因があります。これらが複雑に絡み合い PICS の発症に至ると考えられています。患者さんの重症度は変えられませんし、医療介入も全くしないわけにはいきません。

疾患治療と PICS 予防は相反する可能性はありますが、今後重要となってくるのは「集中治療から生還した、その後」です。そのため、当院集中治療室では積極的なリハビリテーションを行っています。まだ意識のない状態であっても、理学療法士が毎日関節を動かしたり、自転車漕ぎ運動を電動で行ったりすることで筋力が維持され、退室後の運動機能が保持されます。また、筋肉を作るタンパク質摂取量にもこだわり、炎症によって消費されるタンパク質を的確に補うように心がけています。

PICS 予防に対する新たな試み

1つは面会時間の制限撤廃です。家族が患者さんと触れ合える時間を増やすこと、家族が治療に参加する機会を増やすことで、患者さんだけでなく家族も含めた精神的ストレス軽減に繋がります。

次に「PICS カンファレンス」です。PICS 発症が予想される重症患者さんについて、集中治療専門医、看護師、薬剤師、理学療法士などが集まって対策を協議しています。そこでは治療、鎮静薬などの薬剤、リハビリテーション、患者さんと家族のかかわりやストレスなどを他職種で評価・検討して PICS 予防に反映しています。また患者さんと家族の精神的ストレス軽減と、治療への理解、集中治療チームとのコミュニケーション向上のために集中治療室日記を始めました。この日記を通じて、患者さん、家族、集中治療チームのそれぞれが、意識のないとき、不在時の記憶の欠如や歪みを修正し、治療の内容や気持ちを共有することができます。これが PICS 予防に繋がると考えられています。

当院集中治療室では、先端の治療から PICS 予防に至るまで、集中治療専門医や集中治療専門チームがきめ細やかに実行することで、社会復帰に繋がる集中治療の実現を目指しています。

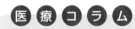

病院の中の病院

集中治療室は、「病院の中の病院」と表現されることもあります。各領域のエキスパートの先生が治療に難渋している患者さんをお預かりして専門治療を施す場であるからです。直接表には出ませんが、もう助からないと思われた患者さんを絶対救うんだという決意を持って臨む「縁の下の力持ち」。そんなシャイですが熱いハートを持った戦士、それが集中治療医です。

成人脊柱変形症（側弯症や後弯症）に対する矯正手術

脊椎・脊髄科（脊椎外科）
金子 慎二郎 教授
（かねこ しんじろう）

腰曲がりは年だから仕方がないのか

　背骨（脊椎）が横に曲がる病気を側弯症と呼びます。

　側弯症は大きく分けると2つのタイプがあり、1つは子どもの頃に変形が進行するタイプ、もう1つは60歳代前後から変形が進行するタイプです。

　60歳代前後から変形が進行するタイプでは、腰椎の骨と骨の間にある椎間板というクッションのような役割を果たす部分が徐々に痛んでくることが関係しています。年齢とともに徐々に痛んでくることを変性と呼びますが、60歳代前後から変形が進行するタイプでは、椎間板の変性の進行とともに、脊椎の変形が進む傾向にあります。

　また、脊椎は本来、横から見た骨の並びはまっすぐではなく、腰の部分（腰椎）が前に弯曲し（前弯）、背中の部分（胸椎）が後ろに弯曲し（後弯）、首の部分（頚椎）が前に弯曲して（前弯）いることでバランスを保っています。骨の並びのことをアラインメントと呼びますが、高齢の方の場合は、椎間板の変性の進行とともに横から見た脊椎のアラインメントにも異常が出てくる場合があり、腰が後ろに曲がる腰椎の後弯が認められることがあります。腰椎のアラインメントが後弯になると、体が前に傾く傾向が認められます。

　体には重心の線がありますが、本来は、耳の辺りからまっすぐ下に降ろした線が体幹の重心の線になり、この重心の線が骨盤の上に来ないと人間は立つ際にバランスを取れなくなります。腰椎のアラインメントが後弯になると、体幹の重心線がより前方にずれることになるため、本来、重心線が通過する骨盤に重心線を近付けるために、骨盤を後ろに傾けな

いとバランスを取って立っていられなくなりますが、この骨盤後傾によって、腰から骨盤にかけての筋肉に過度な負担がかかり、腰から骨盤辺りにかけての痛みにつながります。

　このような原因による痛みは背部に広がることもあります。これらの腰痛や背部痛の特徴は、立位の継続時に認められるということであり、したがって、脊柱変形の程度が大きい方の場合には、立位継続時の腰背部痛のために短時間しか立っていられないということになります。結果として、立位継続時の腰背部痛は、日常生活上、大きな問題となり、生活の質が大きく低下することになります。

　手術の道具や技術が進歩する前は、昔から「腰曲がり」と呼ばれてきたこのような病態を持った患者さんは、病院に受診しても、「年だから仕方ない」の一言で済まされる傾向にありました。しかし現在は、手術の道具や技術が進歩し、さまざまな条件を満たせば、脊椎の変形矯正の手術を行い、愁訴の改善につなげることが可能になっています。脊椎の変形矯正の手術が、痛みの改善に限らず、「腰曲がり」の外見の改善、時には内臓の問題の解決にもつながり、生活の質の大きな改善に結びつくことも少なくありません。

成人脊柱変形症に対して矯正手術を行う際の条件

　脊椎の変形矯正の手術を施行する際には、患者さん側、また私たち医療者側の設備などの面でもさまざまな条件をクリアしている（満たしている）ことが重要です。

　脊椎の変形矯正の手術を行う際には、骨をある程

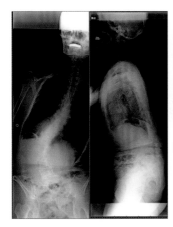 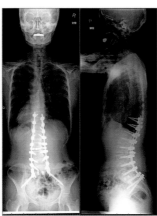 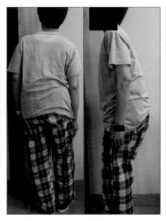 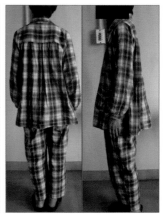

写真1：手術前脊椎全長X線
写真立位正面像／側面像

写真2：手術後脊椎全長X線
写真立位正面像／側面像

写真3：手術前肉眼写真
背面像／側面像

写真4：手術後肉眼写真
背面像／側面像

度削る必要がありますが、骨の中に骨髄という血液を作る部分があるため、それなりの量の出血を伴います。また、脊椎を全体的に矯正する手術はそれなりに時間のかかる手術であり、患者さん側の要素としては、循環器や呼吸器の機能がある程度以上であるなど、全身状態に大きな問題がないという条件をクリアしていることが重要です。

脊椎の変形矯正の手術が施行可能になった背景としては、矯正を行う際に用いる脊椎関連のインプラントが大きく進歩したことも寄与していますが、患者さんの骨が脆弱だと、これらのインプラントが「糠に釘」のような形になり、さまざまな合併症に繋がる可能性が高くなります。したがって、患者さんの骨質がある一定以上のレベルをクリアしていることも重要であり、手術前から十分に骨粗しょう症対策を行うことも重要です。検査の結果、全身状態の問題が大きい、または骨の脆弱性が非常に強く、矯正手術を行うことが合併症につながる可能性が高いと判断された患者さんには、手術を行うという選択肢を提示しない場合もあります。また、合併症予防の対策を十分に取っていても、感染や隣接椎間障害などは、大きく進歩した現在の医療技術を駆使しても、ある一定の割合で認める合併症であり、そのことを患者さんに十分に理解いただくということも重要です。

また、脊柱変形の矯正手術を施行する際に何よりも大事なことは、患者さんが困っている愁訴が手術によって実際に改善するか否かを、手術前にシミュレーションを行って確認をすることです。改善するかどうか、とりあえずやってみましょう、などということは、当然のことながら望ましいことではありません。この点に関して当科では、私たちが独自に考案した検査法によって確認を行っており、改善の見通しの高い患者さんに手術を行うという選択肢を提示しています。

一方、脊椎の変形を矯正する際には、脊椎の中にある脊髄の周囲の環境が変わることになり、それに伴って、脊髄の機能が落ちる可能性があるため、手術中、脊髄の機能をチェックするモニタリングと呼ばれる操作を行いながら、矯正を行うことが重要になります。したがって、このようなモニタリングを行うために必要な機器が施設に備わっているということも重要です。

脊椎の変形矯正の手術を行う上では、専門性の高い技術を持った医師がいるということはもちろんのことですが、手術を行う病院としても、前述した脊髄モニタリングの例のように、専門の機器が十分に整っているという意味でも専門性の高い病院であるということが重要であり、当院では、脊椎外科領域の専門性の高い施設として、施設面での充実性もさまざまな観点から高めています。

内視鏡を用いた唾石摘出術

歯科・口腔外科、小児歯科・矯正歯科
松尾 浩一郎 教授
まつお こういちろう

歯科・口腔外科、小児歯科・矯正歯科
小林 義和 助教
こばやし よしかず

唾石——唾液腺にも石ができる？

唾液（つば）は、主に耳の前にある耳下腺、下あごの内側にある顎下腺や舌下腺などの「唾液腺」という臓器の中で作られます（図１）。唾液腺で作られた唾液は、細い管を通って口腔内（口の中）に排出されます。ところが、なんらかの原因でこの管の中

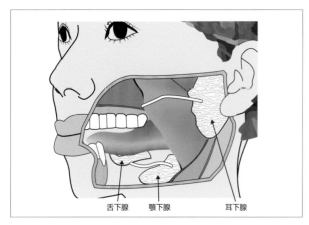

図1：唾液腺の位置

に石が形成され、唾液が詰まってしまうことがあります。この石を"唾石"と呼びます（写真１）。尿路結石や胆石をイメージしていただくと分かりやすいのではないでしょうか。

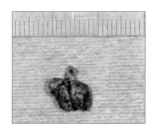

写真1：摘出された唾石

唾石は 20 ～ 60 歳代を中心とした幅広い年齢層の患者さんに発生します（図２）。

唾石ができると、食事のたびに唾液腺が痛む・腫れるといった症状が現れます。しかし、自覚症状がなく、歯科のレントゲンなどで偶然発見されること

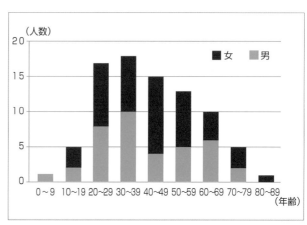

図2：当科で手術を行った唾石の患者さんの分布（2005 ～ 2019 年）

もあります。唾石の９割ほどは顎下腺につくられるため、あごの下が腫れるのが一般的です。本項では顎下腺に生じる唾石について解説します。

顎下腺の構造

顎下腺は下あごの内側に左右１個ずつある臓器で、食事の際に粘り気の強い唾液を産生し、下の前歯の内側にある「舌下小丘」という穴から排出します。噛み砕いた食べ物は唾液によってまとめられ、のどに送り込まれるのです。

唾石が形成されると唾液の排出が悪くなるため、顎下腺が腫れ、痛みを伴うことがあります。このような症状を放置すると徐々に顎下腺の機能が悪くなり、唾液の産生が減少するため、腫れや痛みも軽減するという特徴もあります。

従来の唾石摘出術とは？

唾石を摘出する手術として、あごの下の皮膚を切開する「口外法」と、口の中の粘膜を切開する「口内法」があります。

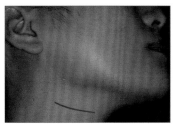
写真2：口外法の皮膚切開

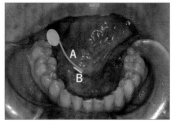
写真3：顎下腺の位置（○）と（A）口内法、（B）内視鏡下手術の切開

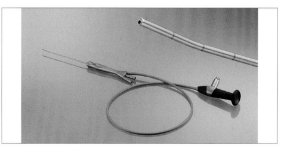
写真4：唾液腺内視鏡（Marchal 式）
©KARL STORZ
資料：カールストルツ・エンドスコピー・ジャパン株式会社

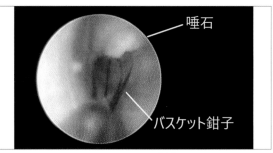
写真5：内視鏡による唾石摘出術（鉗子を使って唾石を掴むところ）

唾石が顎下腺の中に存在する場合や、顎下腺が繰り返し炎症を起こしている場合には、口外法が選択されます。首の皮膚に4～5cmほどの切開を加え、顎下腺ごと摘出します（写真2）。唾石を確実に摘出できる方法ですが、外から見える位置に傷が残ってしまうほか、一時的な症状ですが、3割ほどの患者さんで唇の動きが悪くなることがあるのが欠点です。

唾石が顎下腺よりも口腔内に近い場合には、口内法が選択されます。最も深い、顎下腺のすぐそばに唾石が埋まっている場合では、舌と歯茎の間で2cmほどの切開を加え、唾石が詰まった管を探し当て、唾石のみ摘出します（写真3）。皮膚には傷は残りませんが、狭い口の中での作業となるため、熟練した技術が必要です。また、一時的に舌の感覚が鈍くなることがあります。

当科では顎下腺の摘出による唾液の減少を防ぐことを目的に、口内法による唾石摘出術に積極的に取り組んできました。顎下腺よりも口腔内に近い唾石に関しては、口内法での摘出が98.8%（83／84例）という高い成功率を誇っています（2005～2019年）。

内視鏡を用いた最新の唾石摘出術

一方、2009年に唾液腺手術用の内視鏡が国内で承認され、2014年からは保険適用となりました（写真4）。内視鏡を使用した顎下腺唾石の摘出は、舌下小丘のすぐそばを数ミリ切開するのみで行えること、舌の感覚に関係する神経への影響が口内法よりも少ないこと、などが利点として挙げられます。直径1.6mmという非常に細い内視鏡を用いるため、摘出できる唾石の大きさは7mm程度までと制限はありますが、従来よりも体への負担が小さくなる可能性のある手法です。

当科でも2018年より、愛知県内の歯科口腔外科としては初となる内視鏡を用いた唾石摘出術を開始しました（写真5）。内視鏡単独で摘出できなかった場合でも、私たちが得意とする口内法への切り替えがスムーズであることから有用性は高く、患者さんの希望を参考にしながら活用しています。

唾液腺内視鏡手術の未来は？

海外では、大きな唾石に対しても、尿路結石などに使用するレーザーなどで細かく砕いてから摘出する方法が報告されています（国内では未承認）。また、内視鏡を用いた顎下腺の摘出も報告されており、本領域の手術はこれからも発展が続きそうです。

医 療 コ ラ ム

顎下腺が腫れるほかの病気

唾石のほかにも顎下腺が腫れる病気があります。顎下腺の炎症である顎下腺炎は、虫歯や歯周病の原因となる細菌が感染することでも起こります。また、シェーグレン症候群やIgG₄関連疾患のような免疫異常や、顎下腺腫瘍なども挙げられます。歯科口腔外科や耳鼻咽喉科などの専門医を受診することをお勧めします。

病院・関連病院
紹介

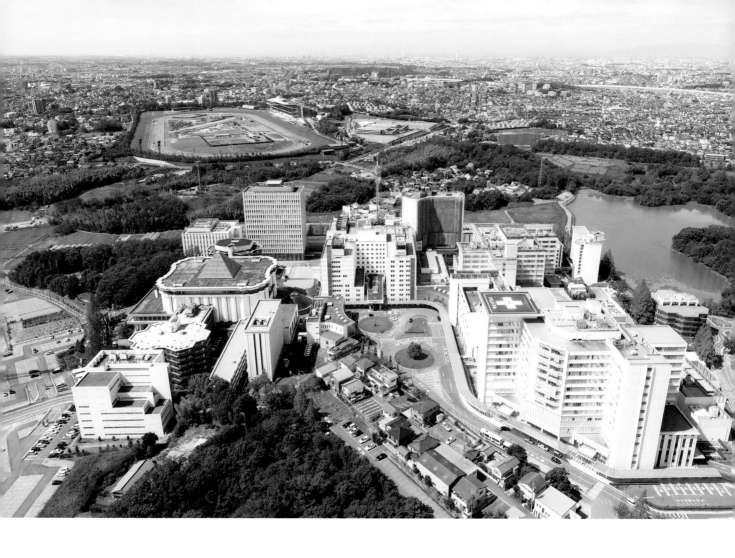

病院理念

我ら、弱き人々への無限の同情心もて、片時も自己に驕ることなく医を行わん。

基本方針

1. 患者さん中心の高度で安全・良質な医療を行います。
2. 患者さんの権利・誇り・プライバシーを尊重します。
3. 患者さんの視点に立ち最適な療養環境を提供します。
4. 社会のニーズに応える国際水準の医療を提供します。
5. 人間性豊かで広い視野を持つ医療人を育成します。

病院概要 |

病 院 名	藤田医科大学病院
所 在 地	〒470-1192 愛知県豊明市沓掛町田楽ケ窪1番地98
連 絡 先	TEL：0562-93-2111　FAX：0562-93-3711
開 設 者	学校法人　藤田学園
管 理 者	病院長　湯澤　由紀夫
診 療 日	月～金曜日　8：45～17：00　土曜日　8：45～12：30
受 付 時 間	8：15～11：30（自動再来受付機7：30～11：30）
休 診 日	日曜日、祝日、年末年始（12月29日～1月3日）
許 可 病 床 数	1,435床（一般：1,384床　精神：51床）

標 榜 科 （25科）	内科	精神科	脳神経内科	循環器内科
	小児科	外科	整形外科	形成外科
	脳神経外科	呼吸器外科	心臓血管外科	皮膚科
	泌尿器科	産科	婦人科	眼科
	耳鼻咽喉科	リハビリテーション科	放射線科	歯科
	矯正歯科	小児歯科	麻酔科	病理診断科
	救急科			

法 令 等 医療機関指定	特定機能病院、災害拠点病院（基幹災害拠点病院）、地域がん診療連携拠点病院（高度型）、エイズ拠点病院、臨床修練指定病院、DPC対象病院、肝疾患診療連携拠点病院、総合周産期母子医療センター、生活保護法による指定医療機関、労働者災害補償保険法による医療機関、障害者自立支援法による更生医療、障害者自立支援法による育成医療、母子保健法による養育医療、原爆医療法による一般医療、基幹型臨床研修病院、保険医療機関指定、救急病院、病院機能評価、応急入院指定病院、特定病院（精神科病院）精神保健福祉法指定病院、特定不妊治療費助成事業、難病の患者に対する医療等に関する法律第14条第1項の規定に基づく指定医療機関、指定小児慢性特定疾病医療機関、がんゲノム医療連携病院、愛知県アレルギー疾患医療拠点病院、小児がん連携病院

沿革 |

1964 | 学校法人 藤田学園設立
1968 | 名古屋保健衛生大学衛生学部 開学
1972 | 名古屋保健衛生大学医学部 開学
1973 | 藤田学園名古屋保健衛生大学病院 開設
1979 | 名古屋保健衛生大学救命救急センター 開設
1984 | 藤田学園保健衛生大学病院に名称変更
1991 | 藤田保健衛生大学病院に名称変更
1994 | 特定機能病院承認
1996 | エイズ拠点病院の指定
　　　 災害拠点病院の指定
2006 | 日本医療機能評価機構認定
2010 | 地域がん診療連携拠点病院の指定
　　　 肝疾患診療連携拠点病院の指定
2011 | 救急指定病院告示
2013 | 地域周産期母子医療センターの指定
2014 | 応急入院指定病院・特定病院の指定
2015 | 外国人患者受入医療機関認証制度認定
2018 | 総合周産期母子医療センターの指定
　　　 がんゲノム医療連携病院の指定
　　　 JCI（Joint Commission International）の認定
　　　 愛知県アレルギー疾患医療拠点病院の指定
　　　 藤田医科大学病院に名称変更
2019 | 地域がん診療連携拠点病院（高度型）の指定
　　　 小児がん連携病院の指定

外来受診をされる患者さんへ |

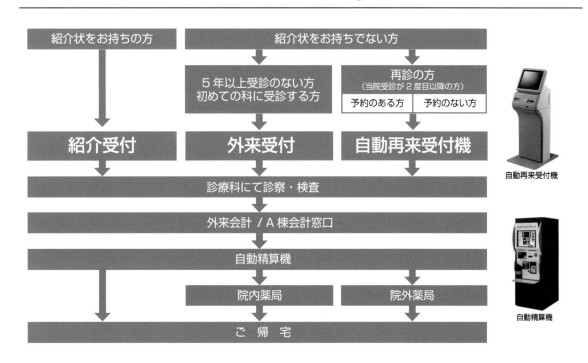

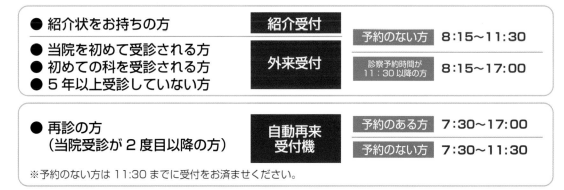

救急車搬送や緊急を要する方は、24 時間・365 日体制で対応しています。

保険証・各種医療証について

当院では、初診時および毎月一度保険証を確認しておりますので、保険確認窓口へご提示ください。保険証の確認ができない場合は、全額自費にてお支払いしていただく場合があります。保険証の内容に変更がある場合は診察前に、保険確認窓口（外来受付）へお申し出ください。

藤田医科大学 ばんたね病院|

所 在 地｜〒454-8509 愛知県名古屋市中川区尾頭橋３丁目６番１０号
連 絡 先｜TEL：052-321-8171　FAX：052-322-4734
診 療 日｜月～金曜日　8：45～17：00　土曜日　8：45～12：30
受付時間｜8：30～11：30（一部午後診は異なります）
休 診 日｜日曜日、祝日、年末年始（12月29日～1月3日）
許可病床数｜370床

標榜科

内科、循環器内科、呼吸器内科、消化器内科、
内分泌内科、脳神経内科、腎臓内科、精神科、
小児科、外科、整形外科、形成外科、脳神経外科、
皮膚科、泌尿器科、産婦人科、眼科、耳鼻咽喉科、
リハビリテーション科、放射線科、麻酔科、
病理診断科、救急科、アレルギー科、心臓血
管外科、呼吸器外科

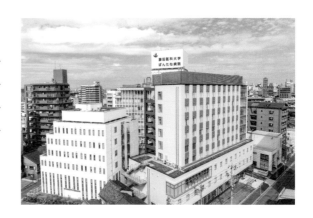

藤田医科大学 七栗記念病院|

所 在 地｜〒514-1295 三重県津市大鳥町424番地1
連 絡 先｜TEL：059-252-1555　FAX：059-252-1383
診 療 日｜月～金曜日　9：00～12：00　13：00～17：00　土曜日　9：00～12：30
受付時間｜月～金曜日　8：45～11：30　13：00～15：00　土曜日　8：45～11：00
休 診 日｜日曜日、祝日、年末年始（12月29日～1月3日）
許可病床数｜218床

標榜科

内科、緩和ケア・外科、リハビリテーション科、
歯科

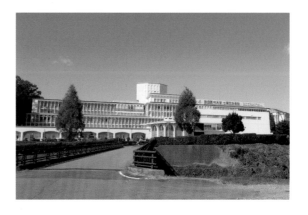

藤田医科大学 岡崎医療センター|

所 在 地 | 〒444-0827 愛知県岡崎市針崎町字五反田1番地
連 絡 先 | TEL：0564-64-8800　FAX：0564-64-8100
診 療 日 | 月〜金曜日　8：45〜17：00　土曜日　8：45〜12：30
受付時間 | 8：15〜11：30
休 診 日 | 日曜日、祝日、年末年始（12月29日〜1月3日）
許可病床数 | 400床

標榜科

内科、循環器内科、呼吸器内科、消化器内科、
腫瘍内科、外科、呼吸器外科、心臓血管外科、
整形外科、脳神経外科、乳腺外科、泌尿器科、
小児科、皮膚科、婦人科、耳鼻いんこう科、
放射線科、救急科、精神科、眼科、リハビリ
テーション科、歯科、麻酔科、病理診断科
※一部診療科は入院患者のみ

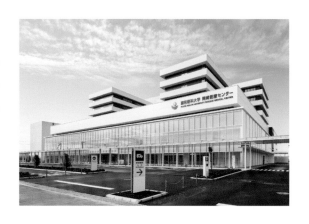

藤田医科大学 中部国際空港診療所|

所 在 地 | 〒479-0881 愛知県常滑市セントレア1丁目1番地 旅客ターミナルビル2F
連 絡 先 | TEL：0569-38-7050　FAX：0569-38-7051
診 療 日 | 年中無休
受付時間 | 9：00〜17：00
休 診 日 | なし

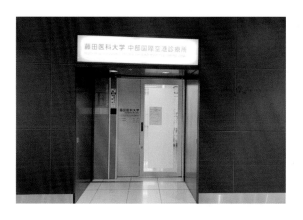

藤田医科大学協力病院会加盟施設一覧

　藤田医科大学協力病院会は藤田医科大学と各協力病院様との連携を密にし、医師の派遣や教育・研修・診療、研究発表会・講演会などの相互協力を行うために設けられたものです。

◇愛知県名古屋市内

No.	施設名	〒	所在地	TEL
1	医療法人　松柏会　国際セントラルクリニック	450-0001	名古屋市中村区那古野 1-47-1 国際センタービル 10 階	052-561-0633
2	東美会　東京美容外科　名古屋院	450-0002	名古屋市中村区名駅 3-25-3 大橋ビル 1 階	052-562-1175
3	米田医院	450-0002	名古屋市中村区名駅四丁目 4-10 名古屋クロスコートタワー 2 階	052-584-7375
4	誠厚会　名駅前診療所保健医療センター	450-0003	名古屋市中村区名駅南二丁目 14 番 19 号 住友生命名古屋ビル 2 階	052-581-8406
5	医療法人　松柏会　大名古屋ビルセントラルクリニック	450-6409	名古屋市中村区名駅三丁目 28 番 12 号 大名古屋ビルヂング 9 階	052-587-0311
6	岩田病院	453-0014	名古屋市中村区則武 1-1-11	052-451-1552
7	珪山会　鵜飼病院	453-0028	名古屋市中村区寿町 30 番地	052-461-3131
8	医療法人欅の森　かとう医院	453-0053	名古屋市中村区中村町字茶ノ木 16-2	052-412-0536
9	珪山会　鵜飼リハビリテーション病院	453-0811	名古屋市中村区太閤通 4 丁目 1 番地	052-461-3132
10	医療法人鉄隻会　令和なかむらハートクリニック	453-0811	名古屋市中村区太閤通 6-32	052-471-3832
11	偕行会　偕行会城西病院	453-0815	名古屋市中村区北畑町 4-1	052-485-3777
12	誠心会　大菅病院	453-0821	名古屋市中村区大宮町 1-38	052-471-5600
13	医療法人福友会　八田なみき病院	453-0856	名古屋市中村区並木 2-366	052-413-3151
14	一般財団法人　名古屋公衆医学研究所	453-8521	名古屋市中村区長筬町 4-23	052-412-3111
15	高田医院	451-0024	名古屋市西区秩父通 1-52	052-531-1122
16	慶和会　ひまわりクリニック	451-0051	名古屋市西区則武新町 3-8-20	052-571-0801
17	社会医療法人大雄会　大雄会ルーセントクリニック	451-6003	名古屋市西区牛島町 6 番 1 号　名古屋ルーセントタワー 3 階	052-569-6031
18	広徳会　佐藤病院	454-0012	名古屋市中川区尾頭橋 2 丁目 19 番 11 号	052-332-2707
19	正進会　名古屋泌尿器科病院	454-0818	名古屋市中川区松葉町五丁目 34	052-352-1222
20	医療法人純正会　名古屋西病院	454-0869	名古屋市中川区荒子二丁目 40 番地	052-361-0878
21	生生会　まつかげシニアホスピタル	454-0926	名古屋市中川区打出 2-347	052-352-3250
22	生生会　松蔭病院	454-0926	名古屋市中川区打出 2 丁目 70 番地	052-352-3251
23	偕行会　偕行会セントラルクリニック	454-0932	名古屋市中川区中島新町 3 丁目 2518 番地	052-363-7373
24	医療法人偕行会　名古屋共立病院	454-0933	名古屋市中川区法華 1 丁目 172	052-362-5151
25	伸和會　野崎クリニック	454-0943	名古屋市中川区大当郎 1 丁目 1903 番地	052-303-3811
26	社会福祉法人共愛会　共愛病院	454-0945	名古屋市中川区下之一色町権野 148-1	052-301-8111

No.	施設名	〒	所在地	TEL
27	山口医院	454-0962	名古屋市中川区戸田三丁目 1901	052-302-1115
28	医療法人聖真会　春田仁愛病院	454-0983	名古屋市中川区東春田二丁目 178 番地	052-301-8145
29	偕行会　名港共立クリニック	455-0021	名古屋市港区木場町 8-202	052-698-3077
30	東樹会　あずまリハビリテーション病院	455-0032	名古屋市港区入船 2-1-15	052-653-1112
31	名古屋港湾福利厚生協会　臨港病院	455-0037	名古屋市港区名港 2 丁目 9 番 43 号	052-661-1691
32	幸会　岡田整形外科内科	455-0053	名古屋市港区名四町 185	052-652-5251
33	純正会　東洋病院	455-0074	名古屋市港区正保町三丁目 38	052-383-1155
34	実り会　ながしま内科	455-0857	名古屋市港区秋葉 2-7-1	052-303-6615
35	幸会　南陽病院	455-0882	名古屋市港区小賀須三丁目 1101	052-303-3181
36	社会医療法人名古屋記念財団　金山クリニック	456-0012	名古屋市熱田区沢上 2-2-14	052-679-1700
37	三恵会　服部病院	456-0012	名古屋市熱田区沢上 1-3-20	052-681-6561
38	医療法人杏園会　熱田リハビリテーション病院	456-0058	名古屋市熱田区六番一丁目 1 番 19 号	052-682-3077
39	心和会　北村病院	457-0012	名古屋市南区菊住 2 丁目 4 番 12 号	052-823-3636
40	よびつぎクリニック	457-0014	名古屋市南区呼続 2-13-5	052-811-0443
41	医療法人財団善常会　善常会リハビリテーション病院	457-0046	名古屋市南区松池町 1 丁目 11 番地	052-811-9101
42	医療法人　名翔会　名古屋セントラルクリニック	457-0071	名古屋市南区千竈通七丁目 16 番地 1	052-819-1850
43	南医療生協　かなめ病院	457-0803	名古屋市南区天白町 1-5	052-619-5320
44	萌木会　コスモスこどもクリニック	458-0006	名古屋市緑区細口 3 丁目 531	052-877-7588
45	なるみ会　第一なるみ病院	458-0006	名古屋市緑区細口 1-210	052-876-8361
46	あさひ　滝の水クリニック	458-0031	名古屋市緑区旭出 2 丁目 626 番地	052-892-2522
47	幸寿会　平岩病院	458-0801	名古屋市緑区鳴海町相原町 26	052-621-0002
48	清水会　相生山病院	458-0813	名古屋市緑区藤塚 3-2704	052-878-3711
49	コジマ会　ジャパン藤脳クリニック	458-0816	名古屋市緑区横吹町 1918-1	052-875-2235
50	宮島クリニック	458-0837	名古屋市緑区赤松 202	052-879-0500
51	名古屋記念財団　鳴海クリニック	458-0847	名古屋市緑区浦里 5-50	052-626-2626
52	静心会　藤田メンタルケアサテライト徳重北	458-0852	名古屋市緑区元徳重一丁目 205 番地	052-879-3310
53	静心会　おけはざまクリニック	458-0913	名古屋市緑区桶狭間北 3 丁目 107 番地	052-629-2300
54	愛恵会　愛光整形外科	458-0919	名古屋市緑区桶狭間神明 1221 番地	052-625-1009
55	一真会　徳重ウィメンズケアクリニック	458-8015	名古屋市緑区徳重 2 丁目 1810 番地	052-877-1333
56	おち夢クリニック名古屋	460-0002	名古屋市中区丸の内 3-19-12 久屋パークサイドビル 8F	052-968-2203
57	財団医親会　マリンクリニック	460-0002	名古屋市中区丸の内 3-20-17KDX 桜通ビル 4 階	052-954-8001

No.	施設名	〒	所在地	TEL
58	医療法人青雄会　あおやまクリニック	460-0008	名古屋市中区栄 3-7-13 コスモ栄ビル 3F	052-242-1120
59	甲仁会　名古屋甲状腺診療所	460-0011	名古屋市中区大須 4-14-59	052-252-7306
60	仁大クリニック	460-0022	名古屋市中区金山 1-14-9 長谷川ビル 9 階	052-331-8019
61	SRA　たかおかクリニック	461-0001	名古屋市東区泉 2-28-24 東和高岳ビル 2 階	052-979-7700
62	尾崎クリニック	461-0021	名古屋市東区大曽根 1-2-25	052-914-0378
63	出来町クリニック	461-0038	名古屋市東区新出来 2 丁目 6 番 7 号	052-933-2335
64	北医療生協　あじま診療所	462-0014	名古屋市北区楠味鋺 3-1001-1	052-901-3011
65	福友会　天寿病院	462-0031	名古屋市北区米が瀬町 138 番地	052-792-3151
66	一般社団法人名古屋市歯科医師会　名古屋北歯科保健医療センター	462-0057	名古屋市北区平手町 1 丁目 1 番地の 5	052-915-8844
67	大曽根外科	462-0819	名古屋市北区平安 1-8-11	052-911-8028
68	医療法人敬生会　さんクリニック	462-0844	名古屋市北区清水二丁目 2 番 8 号	052-935-8605
69	喜生会　古沢クリニック	463-0013	名古屋市守山区小幡中 1-22-20	052-795-7221
70	医療法人いつき会　守山いつき病院	463-0067	名古屋市守山区守山 2 丁目 18 番 22 号	052-793-3101
71	有仁会　守山友愛病院	463-0090	名古屋市守山区瀬古東 2-411	052-793-7655
72	医療法人香流会　紘仁病院	463-8530	名古屋市守山区四軒家 1 丁目 710 番地	052-771-2151
73	八誠会　もりやま総合心療病院	463-8570	名古屋市守山区町北 11-50	052-791-2133
74	すずこどもクリニック	464-0071	名古屋市千種区若水三丁目 27 番 15 号	052-723-4151
75	医療法人エルム　伊藤クリニック	464-0075	名古屋市千種区内山 3 丁目 31-18T- スクエア 2F	052-735-0300
76	蜂友会　はちや整形外科病院	464-0821	名古屋市千種区末盛通 2-4	052-751-8188
77	ちくさ病院	464-0851	名古屋市千種区今池南 4-1	052-741-5331
78	和伸会　和田内科病院	464-0851	名古屋市千種区今池南 25-5	052-732-1118
79	吉田病院	464-0854	名古屋市千種区大久手町 5-19	052-741-4187
80	社団法人オリエンタル労働衛生協会　オリエンタル労働衛生協会　メディカルクリニック	464-8691	名古屋市千種区今池 1 丁目 8-4	052-732-2200
81	桂名会　木村病院	465-0087	名古屋市名東区名東本通 2-22-1	052-781-1119
82	順正会　てしがわら病院	466-0027	名古屋市昭和区阿由知通 1-7	052-741-0101
83	名古屋医師協同組合　名古屋臨床検査センター附属診療所	466-0055	名古屋市昭和区滝子町 27-22	052-871-2726
84	稲熊病院	467-0012	名古屋市瑞穂区豊岡通 1-10	052-841-3772
85	大仁会　髙木病院	467-0806	名古屋市瑞穂区瑞穂通 5-1	052-852-5211
86	かとうゆめこどもクリニック	467-0842	名古屋市瑞穂区妙音通 2-46	052-811-0650
87	せんだ・クリニック	468-0009	名古屋市天白区元植田 2-2314-1	052-847-2022
88	並木会　並木病院	468-0013	名古屋市天白区荒池 2-1101	052-848-2000

No.	施設名	〒	所在地	TEL
89	並木会　メディコ平針	468-0013	名古屋市天白区荒池 2 丁目 1201	052-802-0023
90	東樹会　東樹会病院	468-0015	名古屋市天白区原 1-1307	052-802-1101
91	名古屋記念財団　平針記念クリニック	468-0021	名古屋市天白区天白町大字平針字大根ヶ越 199 番地	052-800-1300
92	松川クリニック	468-0026	名古屋市天白区土原 4 丁目 404 番地	052-801-0311
93	竹浦医院	468-0045	名古屋市天白区野並 2 丁目 190 番地	052-896-7006

◇愛知県名古屋市外

No.	施設名	〒	所在地	TEL
94	九愛会　中京サテライトクリニック	470-1101	豊明市沓掛町石畑 180-1	0562-93-8222
95	大久伝内科	470-1111	豊明市大久伝町南 3-13	0562-92-3883
96	小野皮膚科	470-1132	豊明市間米町唐竹 368-3	0562-93-1230
97	医療法人利靖会　前原外科・整形外科	470-1141	豊明市阿野町西ノ海戸 16-1	0562-92-1170
98	豊水会　みずのクリニック	470-1152	豊明市前後町仙人塚 1767	0562-93-0021
99	前田デンタルクリニック	470-1163	豊明市栄町姥子 128	0562-97-8838
100	おおはしこどもクリニック	470-1166	豊明市栄町大根 1-1	0562-96-2201
101	静心会　桶狭間病院　藤田こころケアセンター	470-1168	豊明市栄町南舘 3-879	0562-97-1361
102	医療法人社団三遠メディメイツ　豊橋メイツ睡眠クリニック	440-0036	豊橋市東光町 50	0532-66-5678
103	光生会　光生会病院	440-0045	豊橋市吾妻町 137	0532-61-3166
104	医療法人　中岡レディスクリニック	440-0843	豊橋市東幸町字大山 43-2	0532-63-5588
105	社団法人明陽会　第二成田記念病院	440-0855	豊橋市東小池町 62-1	0532-51-5666
106	小石マタニティクリニック	440-0858	豊橋市つつじが丘 2 丁目 7-1	0532-66-1212
107	積善会　積善病院	441-3151	豊橋市二川町字北裏 1-17	0532-41-0800
108	明陽会　明陽クリニック	441-8023	豊橋市八通町 64 番地の 3	0532-33-3130
109	義興会　可知記念病院	441-8555	豊橋市南大清水町字冨士見 456	0532-26-1101
110	明世会　信愛医療療育センター	441-0103	豊川市小坂井町大塚 38 番地 1	0533-95-0980
111	安形医院	441-1231	豊川市一宮町泉 140 番地	0533-93-4811
112	こざわ小児科	442-0024	豊川市西豊町 3-8	0533-85-3777
113	信雅会　宮地病院	442-0033	豊川市豊川町伊呂通 40	0533-86-7171
114	有木眼科クリニック	442-0045	豊川市駅前通 2-95	0533-86-1888
115	医療法人鳳紀会　可知病院	442-0854	豊川市国府町桜田 15-1	0533-88-3331
116	医療法人社団三遠メディメイツ　国府病院	442-0856	豊川市久保町葉善寺 36-1	0533-88-2611
117	医療法人　星野病院	441-1615	新城市大野字上野 70-3	0536-32-1515

No.	施設名	〒	所在地	TEL
118	松風会　蒲郡クリニック	443-0021	蒲郡市三谷町須田 10-2	0533-68-1115
119	北辰会みらいあグループ　蒲郡厚生館病院	443-0035	蒲郡市栄町 11-13	0533-69-3251
120	愛知県三河青い鳥医療療育センター	444-0002	岡崎市高隆寺町字小屋場 9 番地 3	0564-64-7980
121	おおはらマタニティクリニック	444-0008	岡崎市洞町字西浦 8-1	0564-21-1585
122	十全会　三嶋内科病院	444-0072	岡崎市六供町 3-8-2	0564-22-3232
123	宮地医院	444-0075	岡崎市伊賀町南郷中 19 番地	0564-21-2992
124	医療法人大朋会　岡崎共立病院	444-0813	岡崎市羽根町中田 64 番地 1	0564-55-0660
125	山武会　岡崎南病院	444-0832	岡崎市羽根東町一丁目 1-3	0564-51-5434
126	葵　葵セントラル病院	444-0836	岡崎市中田町 4 番地 5	0564-53-7815
127	岡崎市医師会（公衆衛生センター、はるさき健診センター）	444-0875	岡崎市竜美西 1 丁目 9 番 1	0564-52-1572
128	鉄友会　宇野病院	444-0921	岡崎市中岡崎町 1-10	0564-24-2211
129	酒井皮ふ科	444-0943	岡崎市矢作町字尊所 9-2	0564-32-9929
130	犬塚耳鼻咽喉科	444-2136	岡崎市上里 1-2-15	0564-26-3314
131	愛整会　北斗病院	444-2148	岡崎市仁木町字川越 17 番地 33	0564-66-2811
132	木南舎　冨田病院	444-3505	岡崎市本宿町字南中町 32	0564-48-2431
133	羽栗会　羽栗病院	444-3514	岡崎市羽栗町字田中 26・27・30	0564-48-2005
134	京ケ峰岡田病院	444-0104	額田郡幸田町大字坂崎字石ノ塔 8 番地	0564-62-1421
135	社団福祉会　高須病院	444-0427	西尾市一色町赤羽上郷中 113-1	0563-72-1701
136	滋光会　黒部眼科	444-0703	西尾市西幡豆町西見影 33-1	0563-62-2340
137	仁医会　あいちリハビリテーション病院	445-0026	西尾市江原町西柄 1-1	0563-52-9001
138	西尾市医師会健康管理センター	445-0071	西尾市熊味町小松島 32	0563-57-1451
139	尚志会　山田産婦人科	445-0813	西尾市若松町 38	0563-56-3245
140	田中会　西尾病院	445-0824	西尾市和泉町 22	0563-57-5138
141	仁聖会　西尾クリニック	445-0831	西尾市大給町 102	0563-56-5155
142	秀麗会　山尾病院	445-0853	西尾市桜木町 5-14	0563-56-8511
143	医療法人安祥会　松井整形外科	446-0021	安城市法連町 8-11	0566-75-1177
144	近藤医院	446-0053	安城市高棚町大道 53-2	0566-92-6850
145	医療法人偕行会　碧海共立クリニック	446-0053	安城市高棚町中島 115 番地 1	0566-73-2710
146	鷹津内科循環器科	446-0059	安城市三河安城本町 2-4-7　2 F	0566-71-3335
147	成信会　安城新田クリニック	446-0061	安城市新田町縦町 31	0566-75-8181
148	医療法人偕行会　安城共立クリニック	446-0065	安城市大東町 4 番 14 号	0566-73-0610

No.	施設名	〒	所在地	TEL
149	アイエムクリニック・安城	446-0073	安城市篠目町 1 丁目 11-16	0566-91-2065
150	松和会　新川中央病院	447-0868	碧南市松江町 6-83	0566-48-0009
151	上平医院	447-0876	碧南市野田町 52	0566-41-4555
152	秀栄会　永井小児クリニック	447-0877	碧南市栄町 2-69	0566-41-0202
153	愛生館　小林記念病院	447-8510	碧南市新川町 3-88	0566-41-0004
154	医療法人明和会　辻村外科病院	448-0001	刈谷市井ヶ谷町桜島 20-1	0566-36-5200
155	医療法人社団　一里山・今井病院	448-0002	刈谷市一里山町中本山 88 番地	0566-26-6700
156	初音会　杉浦医院	448-0007	刈谷市東境町児山 98-1	0566-36-5408
157	大朋会　刈谷整形外科病院	448-0027	刈谷市相生町 3-6	0566-23-1555
158	医療法人　青見会　碧海中央クリニック	448-0803	刈谷市野田町新上納 300 番地 1	0566-63-5200
159	野村内科	448-0805	刈谷市半城土中町 3-10-5	0566-21-2511
160	石川内科	448-0813	刈谷市小垣江町上広 11-1	0566-21-0135
161	善孝会　刈谷記念病院	448-0813	刈谷市小垣江町牛狭間 112 番地	0566-21-0123
162	研信会　刈谷中央クリニック	448-0813	刈谷市小垣江町弁天三十六番地一	0566-22-6800
163	明佑会　野村眼科医院	448-0843	刈谷市新栄町 6-21	0566-21-0213
164	成精会　刈谷病院	448-0851	刈谷市神田町 2 丁目 30 番地	0566-21-3511
165	遠藤外科・整形外科	452-0001	清須市西枇杷島町古城 2-4-5	052-502-8841
166	清須呼吸器疾患研究会　はるひ呼吸器病院	452-0905	清須市春日流 8-1	052-400-5281
167	友成会　名西クリニック	452-0918	清須市桃栄 2-230	052-400-1121
168	医療法人福友会　福友病院	470-0103	日進市北新町殿ヶ池上 539	0561-73-3151
169	財団愛泉会　愛知国際病院	470-0111	日進市米野木町南山 987-31	0561-73-7721
170	川井小児科クリニック	470-0113	日進市栄 2 丁目 112 番地	0561-72-7070
171	医療法人大医会　日進おりど病院	470-0115	日進市折戸町西田面 110 番地	0561-73-7771
172	和合会　和合病院	470-0151	愛知郡東郷町大字諸輪字北木戸西 108	0561-73-1811
173	生寿会　東郷春木クリニック	470-0162	愛知郡東郷町大字春木字清水ヶ根 237	0561-37-5271
174	医療法人　名翔会　老人保健施設　和合の里	470-0162	愛知郡東郷町大字春木字白土 1-395	052-807-1500
175	医療法人　名翔会　和合セントラルクリニック	470-0162	愛知郡東郷町大字春木字白土 1-1884	052-805-8000
176	花レディースクリニック	470-0207	みよし市福谷町細田 1-3	0561-33-0311
177	寿光会　寿光会中央病院	470-0224	みよし市三好町石畑 5	0561-32-1935
178	奏和会　たきざわ胃腸科外科	470-0224	みよし市三好町中島 55-2	0561-33-5555
179	明心会　仁大病院	470-0361	豊田市猿投町入道 3-5	0565-45-0110

No.	施設名	〒	所在地	TEL
180	成信会　さくら病院	470-1201	豊田市豊栄町 11-131	0565-28-3691
181	偕行会　豊田共立クリニック	470-1201	豊田市豊栄町 10 丁目 59 番地	0565-74-0774
182	医療法人　愛知会　家田病院	470-1219	豊田市畝部西町城ヶ堀 11 番地 1	0565-21-0500
183	菅沼医院	471-0019	豊田市高橋町 1 丁目 61 番地	0565-80-3461
184	医療法人　石黒眼科クリニック	471-0026	豊田市若宮町 1 丁目 8 番地第 38 オーシャンビル 2F	0565-32-3022
185	若宮会　菊池病院	471-0026	豊田市若宮町 5 丁目 1 番地	0565-32-2200
186	三九会　三九朗病院	471-0035	豊田市小坂町 7-80	0565-32-0282
187	弘徳会　なるせこどもアレルギークリニック	471-0064	豊田市梅坪町 6 丁目 2-3	0565-33-5252
188	慈和会　吉田整形外科病院	471-0811	豊田市御立町 7-100	0565-89-1818
189	渡辺医院	471-0867	豊田市常盤町 2 丁目 61 番地	0565-32-0129
190	豊腎会　加茂クリニック	471-0868	豊田市神田町 1-8-9	0565-34-1345
191	社会福祉法人如水会　豊田若竹病院	473-0913	豊田市竹元町荒子 15 番地	0565-51-3000
192	花園内科	473-0924	豊田市花園町屋敷 15-1	0565-53-2772
193	社団　以心会　中野胃腸病院	473-0926	豊田市駒新町金山 1-12	0565-57-1611
194	星ヶ丘たなかこどもクリニック	473-0937	豊田市西岡町星ヶ丘 264-1	0565-55-0088
195	寿康会　大府病院	470-2101	知多郡東浦町大字森岡字上源吾 1 番地	0562-83-3161
196	藤樹会　藤沢医院	470-2103	知多郡東浦町大字石浜字白山 1-100	0562-83-8111
197	並木会　メディコ阿久比	470-2211	知多郡阿久比町大字草木字盗人ヶ脇 15-1	0569-48-1156
198	真心会　宮谷クリニック	472-0005	知立市新池 3-28-1	0566-81-0338
199	医療法人　深谷会　富士病院	472-0007	知立市牛田町西屋敷 137-1	0566-85-5202
200	研信会　知立クリニック	472-0012	知立市八ツ田町神明 22	0566-82-1367
201	三喜会　いわせ外科クリニック	472-0023	知立市西町新川 1-3	0566-81-3605
202	かじた子どもクリニック	472-0053	知立市南新地 3 丁目 6-17	0566-84-6600
203	医療法人　セントレディースクリニック	472-0055	知立市鳥居 1-18-3	0566-81-0070
204	いみずクリニック	474-0021	大府市長根町 1 丁目 83-3	0562-47-0132
205	医療法人慧成会　産院いしがせの森	474-0038	大府市森岡町 1-193	0562-44-4131
206	柊みみはなのどクリニック	474-0053	大府市柊山町 3-315	0562-46-3341
207	研信会　大府クリニック	474-0055	大府市一屋町 4-11	0562-47-0008
208	共和会　共和病院	474-0071	大府市梶田町二丁目 123 番地	0562-46-2222
209	メディライフ　半田中央病院	475-0017	半田市有脇町 13-101	0569-20-2210
210	中野会　中野整形外科	475-0856	半田市更生町 2-150-5	0569-21-5448

No.	施設名	〒	所在地	TEL
211	医療法人双葉会　藤田病院	475-0858	半田市泉町 111-18	0569-21-0951
212	知多クリニック	475-0871	半田市本町 7-20	0569-21-0052
213	双葉会　ふたばクリニック	475-0977	半田市吉田町 6 丁目 82 番地	0569-20-5000
214	一般社団法人半田市医師会　半田市医師会健康管理センター	475-8511	半田市神田町 1-1	0569-27-7881
215	こじま内科	476-0002	東海市名和町蓮池 15	052-603-2633
216	じんのクリニック	476-0003	東海市荒尾町寿鎌 98	052-603-3550
217	社会医療法人　名古屋記念財団　東海クリニック	477-0031	東海市大田町汐田 10	0562-33-1331
218	西知多リハビリテーション病院	478-0021	知多市岡田字野崎 13 番地	0562-54-3500
219	友田クリニック	478-0036	知多市新舞子字明知山 30-1	0569-43-3000
220	社会医療法人　名古屋記念財団　東海知多クリニック	478-0041	知多市日長字城見坂 8-1	0569-44-1111
221	健幸会　伊藤クリニック	479-0828	常滑市市場町一丁目 45	0569-35-2133
222	仁徳会　大川外科・胃腸科クリニック	480-0102	丹羽郡扶桑町大字高雄字伊勢帰 133-2	0587-92-3155
223	医療法人　おおわきレディスクリニック	483-8155	江南市南山町中 225-2	0587-56-3556
224	医療法人　永仁会　佐藤病院	483-8259	江南市上奈良町緑 48 番地	0587-54-6611
225	社会医療法人志聖会　総合犬山中央病院	484-0066	犬山市大字五郎丸字二夕子塚 6	0568-62-8111
226	喜光会　北里クリニック	485-0057	小牧市小木西 3-53	0568-72-1911
227	医療法人羊蹄会　小牧ようてい記念病院	485-0077	小牧市西之島丁田 1963 番地	0568-65-7517
228	医療法人　陽和会　春日井リハビリテーション病院	480-0304	春日井市神屋町 706	0568-88-0011
229	医療法人三仁会　あさひ病院	486-0819	春日井市下原町村東 2090	0568-85-0077
230	医誠会　東春病院	486-0911	春日井市西高山町 3-5-1	0568-31-6248
231	医療法人偕行会　瀬戸共立クリニック	489-0916	瀬戸市平町 2 丁目 19 番地	0561-86-0555
232	樹浩会　根木クリニック	490-1323	稲沢市平和町下起南 146-1	0567-47-1233
233	六輪会　六輪病院	490-1323	稲沢市平和町塩川 104	0567-46-3515
234	葵鐘会　セブンベルクリニック	492-8144	稲沢市小池 4-122	0587-33-7877
235	つむぎクリニック	492-8156	稲沢市井之口親畑町 70-1	0587-32-3900
236	御幸会　野村胃腸科	490-1413	弥富市子宝 2 丁目 105 番 4	0567-52-2526
237	孝友会　孝友クリニック	491-0013	一宮市北小渕字道上 55 番地 1	0586-75-5559
238	医療法人来光会　尾洲病院	491-0104	一宮市浅井町小日比野字新太 37	0586-51-5522
239	医療法人宏徳会　安藤病院	496-0026	津島市唐臼町半池 72 番地 1	0567-31-4070
240	大心会　大橋産婦人科クリニック	496-0031	津島市埋田町 2-63	0567-26-7111
241	あいち健康クリニック	496-0048	津島市藤里町 2-5	0567-26-7328

No.	施設名	〒	所在地	TEL
242	玲聖会　貴子ウィメンズクリニック	496-0868	津島市申塚町 1 丁目 122 番地	0567-23-5786
243	羽賀糖尿病内科整形外科	496-0911	愛西市西保町堤外新田 3514-1	0567-28-7700
244	医療法人瑞頌会　尾張温泉かにえ病院	497-0052	海部郡蟹江町西之森字長瀬下 65-14	0567-96-2000

◇三重県

No.	施設名	〒	所在地	TEL
245	石田会　石田胃腸科病院	510-0061	三重県四日市市朝日町 1-15	059-353-3313
246	アパティア福祉会　エスペランス四日市	510-0894	三重県四日市市泊村 954 番	059-346-1371
247	富田浜病院	510-8008	三重県四日市市富田浜町 26-14	059-365-0023
248	尚豊会　みたき総合病院	512-0911	三重県四日市市生桑町菰池 458-1	059-330-6000
249	ＪＡ三重厚生連　三重北医療センター　菰野厚生病院	510-1234	三重県三重郡菰野町福村 75	059-393-1212
250	医療法人　偕行会　くわな共立クリニック	510-8101	三重県三重郡朝日町大字縄生 353 番地の 1	0593-76-3030
251	医療法人　桑名病院	511-0063	三重県桑名市京橋 30 番地	0594-22-0460
252	小塚産婦人科	551-0821	三重県桑名市大字矢田 419-1	0594-22-0939
253	医療法人誠会　山崎病院	511-0836	三重県桑名市江場 1365	0594-22-0983
254	尚徳会　ヨナハ総合病院	511-0838	三重県桑名市和泉八丁目 264-3	0594-23-2415
255	（医社）大和会　日ト病院	511-0428	三重県いなべ市北勢町阿下喜 680 番地	0594-72-6811
256	医療法人博仁会　村瀬病院	513-0801	三重県鈴鹿市神戸 3 丁目 12-10	059-382-0330
257	医療法人誠仁会　塩川病院	513-0844	三重県鈴鹿市平田 1 丁目 3 番 7 号	059-378-1417
258	宮崎産婦人科	513-0844	三重県鈴鹿市平田 2 丁目 1 番 8 号	0593-78-8811
259	医療法人同心会　遠山病院	514-0043	三重県津市南新町 17-22	059-227-6171
260	医療法人鳳林会　榊原白鳳病院	514-1251	三重県津市榊原町 5630	059-252-2300
261	永井病院	514-8508	三重県津市西丸之内 29-29	059-228-5181
262	医療法人松徳会　花の丘病院	515-0052	三重県松阪市山室町 707 番地 3	0598-29-8700
263	社会福祉法人恩賜財団　済生会明和病院	515-0312	三重県多気郡明和町大字上野 435	0596-52-0131

◇岐阜県

No.	施設名	〒	所在地	TEL
264	操健康クリニック	500-8384	岐阜県岐阜市薮田南 1 丁目 4-20	058-274-0330
265	愛誠会　髙橋産婦人科	500-8818	岐阜県岐阜市梅ヶ枝町 3 丁目 41-3	058-263-5726
266	医療法人社団睦会　愛生病院	501-6035	岐阜県羽島郡笠松町円城寺 971 番地	058-388-3300
267	重和会　伊藤内科・神経科	503-0411	岐阜県海津市南濃町駒野 252-1	0584-55-0045
268	船戸クリニック	503-1382	岐阜県養老郡養老町船附 1344	0584-35-3335

No.	施設名	〒	所在地	TEL
269	（一財）　岐阜健康管理センター	505-0046	岐阜県美濃加茂市西町一丁目 292 番地	0574-25-2982
270	社会医療法人厚生会　木沢記念病院	505-8503	岐阜県美濃加茂市古井町下古井 590	0574-25-2181
271	仁寿会　サニーサイドホスピタル	507-0007	岐阜県多治見市小名田町西ヶ洞 1-648	0572-25-8110
272	こいずみ岸川クリニック	507-0073	岐阜県多治見市小泉町 8-128-1	0572-27-2481
273	医療法人社団慶桜会　東可児病院	509-0214	岐阜県可児市広見 1520 番地	0574-63-1200
274	西尾産婦人科	509-5136	岐阜県土岐市泉大島町 2-26-2	0572-55-1211
275	医療法人聖泉会　聖十字病院	509-5142	岐阜県土岐市泉町久尻 2431-160	0572-54-8181

◇東海3県以外

No.	施設名	〒	所在地	TEL
276	医療法人社団友仁会　赤坂見附　前田病院	107-0051	東京都港区元赤坂 1 丁目 1 番 5 号	03-3408-1136
277	輝生会　船橋市立リハビリテーション病院	273-0866	千葉県船橋市夏見台 4-26-1	047-439-1200
278	医療法人社団　保健会　東京湾岸リハビリテーション病院	275-0026	千葉県習志野市谷津 4-1-1	047-453-9000
279	介護医療院　西澤病院　西澤産婦人科クリニック	395-0044	長野県飯田市本町 4-5	0265-24-3800
280	医療法人輝山会　輝山会記念病院	395-8558	長野県飯田市毛賀 1707	0265-26-8111
281	鷹松会　ひかり在宅クリニック	430-0852	静岡県浜松市中区領家 2 丁目 11-12	053-461-3366
282	医療法人弘遠会　すずかけセントラル病院	432-8054	静岡県浜松市南区田尻町 120-1	053-443-0111
283	社団八洲会　袋井みつかわ病院	437-0004	静岡県袋井市友永 1111	0538-49-2211
284	社団アルペン会　アルペンリハビリテーション病院	931-8442	富山県富山市楠木 300 番地	076-438-7770
285	社会福祉法人恩賜財団　済生会守山市民病院	524-0022	滋賀県守山市守山四丁目 14 番 1 号	077-582-5151
286	養心会　国分病院	582-0026	大阪府柏原市旭ヶ丘 4-672	0729-78-6072
287	顕夢会　ひろしば耳鼻咽喉科	610-0355	京都府京田辺市山手西 2-2-3 東西ビル 3 階	0774-64-0789
288	社会福祉法人あじろぎ会　宇治病院	611-0011	京都府宇治市五ヶ庄芝ノ東 54-2	0774-32-6000
289	清水会　京都リハビリテーション病院	612-8431	京都府京都市伏見区深草越後屋敷町 17	075-646-5400
290	三青園　丹後ふるさと病院	629-3113	京都府京丹後市網野町小浜 673	0772-72-5055
291	医療法人社団　慈恵会　新須磨病院	654-0048	兵庫県神戸市須磨区衣掛町 3 丁目 1 番 14 号	078-735-0001
292	医療法人　田中会　武蔵ヶ丘病院	861-8003	熊本県熊本市北区楠 7-15-1	096-339-1161
293	隆徳会　宮崎鶴田記念クリニックがん診断センター	880-0835	宮崎県宮崎市阿波岐原町宝財 2281-1	0985-31-3719

索引

症状、検査・診断方法、疾患名、治療方法やケアなどにかかわる語句を掲載しています。
（読者の皆さんに役立つと思われる箇所に限定しています）

藤田医科大学病院

〒470-1192 愛知県豊明市沓掛町田楽ケ窪１番地 98
TEL：0562-93-2111（代表）
https://hospital.fujita-hu.ac.jp/

■装幀／スタジオ ギブ
■本文ＤＴＰ／竹元明子　大原 剛
■図版／岡本善弘（アルフォンス）
■本文イラスト／久保咲央里（デザインオフィス仔ざる貯金）
■編集／西元俊典　橋口 環　竹島規子

日本トップクラスの治療力
藤田医科大学病院

2020 年 8 月 7 日　初版第 1 刷発行

編　著／藤田医科大学病院
発行者／出塚太郎
発行所／株式会社 バリューメディカル
　　　　〒150-0043　東京都渋谷区道玄坂 2-16-4 野村不動産渋谷道玄坂ビル 2 階
　　　　TEL　03-6679-5957
　　　　FAX　03-6690-5791
発売元／有限会社 南々社
　　　　〒732-0048　広島市東区山根町 27-2
　　　　TEL　082-261-8243

印刷製本所／大日本印刷株式会社
＊定価はカバーに表示してあります。